MAIGRIR EN BONNE SANTÉ

Ce QR code vous donne accès aux vidéos qui accompagnent ce programme. Vous pouvez également vous rendre directement sur la chaîne YouTube des Éditions First (ou sur le lien suivant : http://bit.ly/2D28137).

Vous trouverez plus d'informations page 24.

MAIGRIR EN BONNE SANTÉ

Dr Jean-Michel **COHEN**

FIRST Editions

ISBN : 978-2-412-03428-6
Dépôt légal : février 2018
Imprimé en France par Normandie Roto Impression s.a.s. (1705202)

Direction éditoriale : Aurélie Starckmann
Direction artistique : Laure Faucon-Daniel
Correction : Anne-Lise Martin
Photographie de couverture : Astrid Di Crollalanza
Mise en page : Élisabeth Boyer

Éditions First, un département d'Édi8
12, avenue d'Italie
75013 PARIS – France
Tél. : 01 44 16 09 00
Fax : 01 44 16 09 01
E-mail : firstinfo@efirst.com
editionsfirst.fr

SOMMAIRE

DÉDICACE

À toutes les personnes que j'ai soignées ou que je soigne et qui m'ont permis de comprendre, comme mes maîtres en médecine, ce que je peux écrire aujourd'hui et à mon tour transmettre.

À toutes mes familles, devenues si nombreuses aujourd'hui, pour mon plus grand plaisir.

Bien entendu, surtout, à mon épouse Myriam, à mes trois filles Stéphanie, Jennifer et Laura, et à mon gendre Philippe, dont le soutien et l'amour sont une véritable richesse.

Aux quatre petites canailles, par ordre de naissance : Nathan, Noam, Lena et Ugo, qui ne réussissent pas à m'empêcher de dicter et d'écrire quand ils viennent me voir… malgré tous leurs efforts !

Enfin, un grand merci à mon éditrice Aurélie, à mon attachée de presse Caroline et au toujours dynamique Vincent, dont la confiance m'est très précieuse, ainsi que leur assistance fidèle !

INTRODUCTION

LE RÉGIME, CLÉ DE LA PERTE DE POIDS

J'exerce comme médecin nutritionniste depuis trente ans et j'ai eu l'occasion d'apprendre mon métier à l'hôpital Bichat, à Paris, une référence en France en matière de nutrition, où ont été élaborées la plupart des innovations scientifiques récentes dans ce domaine. Mes deux patrons, Jean Trémolières et Marian Apfelbaum, étaient les deux pionniers en diététique les plus réputés à l'époque.

J'ai appris mon métier à leur contact, en suivant leurs consultations, avant de le pratiquer. Nous prescrivions des régimes qui n'avaient rien de vraiment original et reposaient tous sur le principe de la restriction. Nous avons progressivement amélioré le système, notamment en ayant recours à l'informatique et en proposant des approches personnalisées, qui continuent d'être employées aujourd'hui.

Beaucoup de choses ont certes évolué en trente ans. Comme tous mes confrères, j'ai utilisé les régimes d'amaigrissement classiques. Principalement la diète protéinée, avec pour seule alimentation des boissons protéinées en sachet, et le régime hypocalorique : entre 600 et 1 500 kcal par jour, selon le profil de la personne, ses antécédents génétiques, la perte de poids visée et le contexte psychologique – il s'agissait d'éviter que le régime ne se transforme en calvaire. Il m'est aussi arrivé de prescrire des régimes dont je savais qu'ils ne donneraient aucun résultat, parce que la consultation d'approche m'avait permis de déceler qu'une perte de poids risquait de bouleverser un équilibre trop fragile, ce que le bénéfice de l'amaigrissement ne pourrait pas compenser.

L'essentiel de mon travail portait donc sur l'écoute de mes patients et le lien que j'entretenais avec eux comptait souvent autant que les résultats du régime – tout en étant aussi, dans bien des cas, une des clés de l'amaigrissement.

On avait déjà compris alors l'importance du facteur psychologique dans la réussite d'un régime. Plus encore, nous avions aussi pu observer à quel point un régime pouvait avoir un retentissement sur l'état moral des personnes. Je m'explique : nous avions à la fois des patients en situation de fragilité pour qui le régime serait une possibilité de se reprendre en main psychologiquement et des patients que le régime risquait au contraire de fragiliser encore davantage.

Rien n'a vraiment changé

J'ai donc pratiqué mon métier avec beaucoup d'application, en conseillant des régimes classiques, tout en restant attentif à ce qui se passait dans le domaine de la nutrition. Quand j'ai commencé à exercer, on était en plein dans la mode du régime Atkins, qui exclut tous glucides pendant deux semaines avant de les réintroduire progressivement.

J'ai vu aussi apparaître un grand nombre de régimes différents, sans sucre, sans graisse, sans sucre ou sans graisse, etc. J'ai mis en œuvre ces différents régimes, sans oublier les diètes protéinées, parce que j'avais pu observer que c'était très efficace pour maigrir. À l'époque, nous n'avions pas encore assez de recul pour savoir que ce type de régime n'était pas sans risque et que leur efficacité à terme n'était pas toujours au rendez-vous. Plus tard, j'ai pris conscience que ces régimes hyper-restrictifs n'avaient pas grand intérêt, sauf quand un amaigrissement drastique s'imposait pour des raisons médicales.

J'ai donc connu, au fil des années, le fort engouement pour des régimes divers et variés, dont certains ont permis à un bon nombre de médecins et de non-médecins de proposer des techniques d'amaigrissement à la limite de la dangerosité. Je les ai régulièrement dénoncés, mais pendant longtemps personne ne s'intéressait vraiment à ces risques. Le désir de maigrir l'emportait largement sur la peur des risques encourus, au point que la plupart des gens ne s'en préoccupaient guère.

Mais au fond rien n'a vraiment changé. On parle beaucoup du diktat de la minceur, mais il n'est absolument pas nouveau, il existe depuis les années 1960. C'est-à-dire depuis l'abondance alimentaire dans les pays riches, qui correspond d'ailleurs à l'augmentation de l'obésité[1] !

---

1. Une étude publiée en octobre 2017 par la très sérieuse revue scientifique *The Lancet* souligne que le nombre d'enfants et d'adolescents obèses a été multiplié par dix depuis 1975.

En définitive, le désir d'amaigrissement est corrélé à la montée en puissance du surpoids et de l'obésité.

La grande mode des régimes…

Rien n'a changé non plus dans les demandes : la plupart des gens veulent maigrir vite, et ce n'est qu'après plusieurs échecs de ce que l'on appelle les « régimes miracles » que les candidats à l'amaigrissement finissent par convenir qu'un régime équilibré est finalement la seule solution viable. Un régime équilibré, c'est-à-dire un régime qui prend *aussi* en compte les problèmes psychologiques, comportementaux et physiques de la personne – je veux parler, entre autres, de la nécessaire reprise d'une activité physique régulière.

En fait, on a vécu une drôle de période au cours de laquelle, en même temps que l'augmentation du surpoids liée à l'abondance alimentaire et à la transformation des aliments, la demande d'amaigrissement était de plus en plus forte. Elle s'est même popularisée dans les années 2000 grâce aux émissions de télévision, dont l'objectif était bien sûr de coller à l'air du temps, c'est-à-dire de répondre aux préoccupations des gens. En l'occurrence, maigrir !

Et les échecs se sont multipliés. Sans doute parce que de plus en plus de gens, il faut le dire, ont cédé aux sirènes de ces régimes miracles qui promettaient monts et merveilles en entretenant la confusion et non sans provoquer au passage la fortune des vendeurs de substances extraordinaires, de compléments alimentaires et même de médicaments qui étaient censés faire maigrir. C'est dans l'ordre des choses… Car tout ce qui préoccupe une population devient à terme une source d'activité économique. Mais cette situation a aussi créé une grande confusion par la multiplication de méthodes d'amaigrissement plus ou moins fantaisistes qui se sont vite soldées par des échecs de plus en plus nombreux.

… puis la mode anti-régime !

Et voilà qu'on en a conclu que les régimes ne marchaient pas ! Qu'il était quasi impossible ou alors très rare de maigrir en suivant un régime. Et les gens ont continué à chercher une solution à leur problème, en s'épuisant de plus en plus.

Cette négation du régime à laquelle on assiste depuis quelques années a été amplifiée par plusieurs acteurs. D'une part, l'industrie agroalimentaire n'a aucunement intérêt à ce que les consommateurs boudent ses produits, ce qui freinerait son expansion économique. Cela m'a été très clairement dit par des entrepreneurs américains : en gros, le boulot d'un médecin consiste à aider les gens à maigrir et à traiter les maladies qui résultent de leur surpoids ; celui des distributeurs consiste à commercialiser les aliments fabriqués par les industriels. Si le raisonnement est cynique, il a le mérite d'être sans ambiguïté !

D'autre part, il faut le dire, il y a le problème des médecins, qui ont tendance à s'en tenir au champ de leur spécialité : une approche exclusivement psychologique pour les psychiatres, exclusivement comportementaliste pour les tenants des thérapies cognitives et comportementales (TCC), sans oublier les praticiens du *money making* qui veulent faire de l'argent à tout prix et les divers charlatans qui veulent nous faire croire qu'avec de la lumière ou des piqûres on pourrait faire maigrir les personnes en surpoids. En gros, un joli salmigondis de propositions suggérant toutes que la solution réside ailleurs que dans un régime et qui ont fini par étouffer les bonnes pratiques – lesquelles abordent le problème sous un angle pluriel, comme vous le verrez dans ce livre.

J'en veux aussi à certains de mes collègues qui ont adopté une posture en clamant que les régimes ne marchaient pas, qu'il fallait simplement « bien s'alimenter », mais sans proposer de solution concrète.

Au point qu'on se trouve aujourd'hui dans un système schizophrénique. D'un côté, on ne cesse de nous répéter que si on est en surpoids, on risque tous les maux de la terre : cancer de l'œsophage, de l'estomac, du côlon, infarctus, maladie dégénérative, perte des capacités intellectuelles, et j'en passe[2]. Ça, c'est tous les jours dans tous les journaux et sur Internet. Et d'un autre côté, on nous rabâche que les régimes ne marchent pas, qu'il faut manger équilibré, en laissant sur le côté du chemin toutes les personnes qui sont en surpoids.

2. Pour s'en convaincre, il suffit de vous abonner à une alerte personnalisée sur les risques liés au surpoids : votre boîte mail risque d'être très vite pleine !

Pas de perte de poids sans régime

Je ne sais pas où nous conduit ce système aberrant. Sans compter que la plupart des grands laboratoires pharmaceutiques ont abandonné le sujet. Mais je suis convaincu que, aujourd'hui, *pour faire maigrir les gens, il n'existe pas d'autre solution que de leur faire suivre un régime restrictif*. Ceux qui prétendent le contraire mentent.

Je vois déjà certains détracteurs soulever la question du bénéfice/risque : est-ce que le bénéfice d'une perte de poids est réellement supérieur aux risques liés à la pratique d'un régime restrictif ? Ma réponse est catégoriquement OUI. Ce bénéfice a été démontré par une étude[3] qui soulignait que les pertes de poids, même modestes et quel que soit l'âge, avaient des effets positifs sur la santé, limitant en particulier les risques de troubles cardio-vasculaires.

Hypocritement, on a voulu mettre dans le même sac tous les régimes, les regrouper dans une masse uniforme pour dire que ça ne marche pas, ce qui est totalement faux. Il vous suffit de regarder dans votre entourage : s'il y a des personnes qui n'ont pas perdu un gramme en dix ans, il y en a aussi qui ont pu conserver un poids stable pendant cinq ans après un régime classique.

Certains avancent aussi que les régimes restrictifs sont dangereux. Je répondrai à cela que oui, certains régimes sont dangereux. Il en existe même qui sont très dange-

3. Parue en 2014 dans *The Lancet*, cette étude a suivi, depuis leur naissance et pendant soixante ans, plus de 1 200 participants.

reux. Mais il y en a aussi beaucoup qui ne sont pas dangereux.

Le plus grand danger des régimes, selon leurs détracteurs, c'est le risque de carence. Mais j'opposerai à cet argument une réponse simple : de par mon expérience de médecin, je dois dire que personne ne suit un régime pendant deux ou trois ans. La plupart du temps, la restriction alimentaire ne dépasse pas trois à cinq mois. Une durée qui me semble insuffisante pour créer des complications à plus ou moins long terme. À condition, je le répète, qu'il ne s'agisse pas d'un régime dangereux et excessif.

Pourtant, depuis les années 1990, on brandit régulièrement la menace des carences pour dénigrer les régimes. En général, un type à la mine sévère, maigre le plus souvent – j'ai remarqué que la plupart des personnes qui critiquent les régimes ont une silhouette longiligne ! –, s'invite sur un plateau de télévision pour expliquer à quel point les régimes sont dangereux et se livre dans la foulée à un exposé en règle sur les risques de carence. Mettant dans la balance d'un côté le régime et de l'autre les carences qu'il induirait, il parvient, par la peur, à convaincre une partie de ses auditeurs de la grande dangerosité des régimes amaigrissants. Pour être tout à fait honnête cependant, peut-être que ceux qui se laissent convaincre n'attendaient en fait que cela : car maigrir est difficile et suivre un régime est une opération compliquée. Alors, quand la motivation est faible, il est plus facile d'écouter le monsieur sévère que d'entreprendre un régime et de s'appliquer à le suivre.

Il faut raison garder

Quelles sont ces fameuses carences dont on parle tant ? Il y a celles que tout le monde connaît, les carences en vitamines. Cependant, je n'ai jamais vu de personne hospitalisée pour une carence en vitamine C ou D, voire en sélénium (pourtant, il y a quelques années, un rapport étonnant avait mis les régimes sur la sellette, les accusant de provoquer une telle carence). Bref, je n'ai jamais vu d'effets délétères spécifiques des régimes, en dehors des troubles du comportement alimentaire, dont certains peuvent être déclenchés, il faut le dire, par la pratique de régimes excessifs et dangereux. Mais ces troubles existent souvent à l'état latent chez les personnes touchées. Et quand ils sont manifestes, il convient de les traiter avant d'entamer tout programme de régime alimentaire.

Voilà pourquoi je m'insurge contre cette contradiction de notre société qui ne fait pas grand-chose pour réduire la sur-nutrition de sa population (par la faute de l'industrie agroalimentaire et de ses produits de consommation courante beaucoup trop riches), qui défend que l'équilibre alimentaire est le mieux pour perdre du poids sans apporter de solution concrète aux personnes souffrant d'un réel surpoids et qui laisse en même temps proliférer des régimes vraiment dangereux vendus par des pseudo-spécialistes qui ne sont attirés que par le profit économique.

Un outil pédagogique

J'ai eu l'opportunité d'écrire un livre aux États-Unis et une chose m'a beaucoup frappé : ce qu'on me demandait, c'était de commencer d'emblée par le régime, de donner les recettes, éventuellement des menus, et d'ajouter au besoin quelques tableaux et informations générales, mais sans obligation. Une attitude super-pragmatique tablant sur le fait que, *grosso modo*, si on achète un livre de régime, c'est pour avoir un mode d'emploi. Rien de plus. En France, c'est exactement l'inverse. En général, si on attend là aussi du régime qu'il soit une solution à un problème de surpoids, on a besoin de le justifier, d'en parler, de le commenter, de s'interroger sur ses règles. Même pour nous, médecins, prescrire un régime ne se fait pas sans un accompagnement verbal, car c'est généralement ce qu'attendent nos patients. Et c'est aussi ce qui fait le sens de mon métier.

Ce métier, je l'exerce avec sincérité et honnêteté, en essayant d'aider les gens. Leur permettre de comprendre les mécanismes en jeu dans notre alimentation est, à mon sens, une clé majeure pour un amaigrissement réussi.

C'est ainsi que je pratique avec mes patients. Et c'est ainsi que je veux pratiquer avec mes lecteurs. Cette dimension pédagogique m'est apparue grâce à des remarques mes proches. D'abord, c'est une réflexion d'une de mes filles qui m'a mis la puce à l'oreille. Elle disait qu'on pouvait très bien maigrir en faisant un régime tout seul. Ce qui n'est pas complètement faux. Une autre réflexion, de ma femme, cette fois m'a confirmé dans mon projet : elle disait qu'il fallait d'abord apprendre aux gens de très nombreuses choses sur la nutrition avant de leur prescrire un régime. Elle-même était effarée par la foule d'informations que nous recevons de toute part.

J'ai souvent dit que le meilleur régime était celui qu'on élaborait soi-même – à condition d'être bien accompagné ou de maîtriser parfaitement bien le sujet.

Quand un des membres de ma famille décide de se mettre au régime, il connaît en général tout ce qui y a trait. Il en a été informé par mes propos – je parle souvent des régimes avec mes proches ! – et il suit ce régime en sachant que le succès n'est jamais définitif. Car c'est aussi un point que je me refuse de cacher et sur lequel je reviens dans ces pages : pour que les résultats soient durables, il faut régulièrement renouer avec le régime !

Dans ce livre, je vais à la fois m'inspirer de mon expérience américaine, donc vous dévoiler très vite le régime que je vous propose ici, et faire aussi ce qu'on ne fait pas aux États-Unis, à savoir vous donner tous les éléments pour comprendre ce régime.

Après quelques chapitres préliminaires pour vous aider à vous préparer (ce sera par exemple l'occasion de vous interroger sur votre motivation et de mettre en place des soutiens qui vous permettront de ne pas céder au découragement pendant votre régime), je vous invite à entrer dans le vif du sujet pour découvrir mon programme pour maigrir, ses principes, ses menus et ses recettes, ainsi que des astuces pour ne pas vous priver du plaisir des saveurs !

→ Des vidéos pour vous accompagner

Dans ma pratique, j'ai pu observer à quel point la qualité de l'écoute et de l'échange était importante dans l'accompagnement d'un régime. J'ai donc conçu pour vous une série de 11 vidéos brèves afin que vous vous sentiez entouré tout au long de votre parcours. Elles ne remplacent pas la lecture attentive de ce livre, mais elles peuvent vous aider, quand vous sentez votre motivation fléchir, à vous remémorer les bases du programme que je vous propose. J'espère qu'avec elles vous vous sentirez épaulé, qu'elles vous aideront à trouver cette force qui est nécessaire pour suivre un régime. Vous pourrez les retrouver au fil de votre lecture grâce à ce pictogramme , et les revoir si vous le jugez nécessaire. Alors bonne route sur le chemin de ce nouveau régime.

- **Vidéo 1 :** « Pourquoi ces vidéos ? »
- **Vidéo 2 :** « Un régime, c'est une alchimie »
- **Vidéo 3 :** « Pourquoi un nouveau régime ? »
- **Vidéo 4 :** « Sur quoi repose ce nouveau régime ? »
- **Vidéo 5 :** « Motivation : trouver un objectif »
- **Vidéo 6 :** « Le système de relance ou le jeûne détox »
- **Vidéo 7 :** « Parlons cuisine »
- **Vidéo 8 :** « Les occasions exceptionnelles »
- **Vidéo 9 :** « Le mythe de la stabilisation »
- **Vidéo 10 :** « Petit manuel d'éducation nutritionnelle »
- **Vidéo 11 :** « Pour finir ».

Vous trouverez **page 4**, au début de ce livre,
le **QR code pour accéder aux vidéos**.

Vient ensuite un « Petit manuel d'éducation nutritionnelle », que j'ai écrit pour que vous compreniez comment ça marche et pourquoi ça marche. J'ai volontairement adopté une approche simple et concrète : ce n'est pas un traité de nutrition, mais un guide que j'ai voulu clair et précis afin de vous permettre d'appréhender ce qui se joue dans l'organisme quand nous mangeons.

La démarche pédagogique ne serait pas complète si elle n'interrogeait pas aussi une série de mythes et de modes autour des régimes, des aliments « à proscrire » aux vertus réelles ou supposées de tel ou tel ingrédient. Ce passage en revue permet, à mon sens, d'aborder en connaissance de cause la mise en œuvre du régime.

Enfin, malgré toute notre motivation, un régime reste une aventure assez difficile et qui peut se heurter à des blocages. Certains sont d'ordre psychologique, d'autres liés à notre patrimoine génétique, d'autres encore au mode de vie, ainsi qu'aux habitudes culturelles ou familiales. Bref, autant d'éléments dont il faut aussi tenir compte pour aborder au mieux son régime. Ce sont des points que j'évoque systématiquement avec mes patients et j'ai tenu aussi à les aborder avec vous pour vous permettre d'avoir en main toutes les cartes afin de mener à bien votre amaigrissement.

Vous pouvez visionner la vidéo 1, « Pourquoi ces vidéos ? ».

PARTIE I

JUSTE AVANT DE COMMENCER

Avec ce livre, mon projet est de vous accompagner au mieux dans la réussite de votre régime. J'ai donc conçu cette première partie comme une phase préparatoire. Vous y découvrirez les principes qui régissent le programme alimentaire que je vous propose ici, mais aussi des conseils pour renforcer votre motivation et mettre en place des soutiens, afin de ne pas céder au découragement et de mener à bien votre régime.

Vous pourrez accompagner votre lecture avec les vidéos que j'ai conçues pour vous accompagner tout au long de votre parcours (voir p. 24).

- 1 -
VOUS N'EN AVEZ PAS MARRE, DES RÉGIMES ?

Personnellement, je commence à en être saturé, alors que c'est mon métier. Mais c'est aussi ma passion. Et j'ai l'intime conviction que le surpoids et l'obésité sont des maladies chroniques et récidivantes. Donc, la seule solution pour maigrir, c'est de faire des régimes. En dehors des personnes qui ont la chance (et la capacité physique) de pouvoir courir des heures ou de faire du sport tous les jours et de celles qui peuvent disposer d'un cuisinier à demeure pour leur concocter des recettes légères, une personne en surpoids ne peut pas échapper au régime si elle veut perdre des kilos. Je dirais même plus : il nous faut accepter que les résultats d'un régime ne soient jamais définitifs, qu'il nous faudra en refaire un de temps en temps, que reprendre un peu de poids est dans l'ordre des choses. Donc arrêtons de culpabiliser et acceptons que le régime fasse régulièrement son retour dans notre vie. Il reste à faire en sorte que ce soit le moins souvent possible, donc à contrôler notre poids sur le long terme.

J'ai moi-même pratiqué la plupart des régimes que vous connaissez. Voilà pourquoi j'ai décidé de m'amuser un peu en composant celui-ci, pour qu'il change légèrement des systèmes habituels, tout en tenant compte de l'évolution de nos connaissances en nutrition.

Les caractéristiques de ce régime

Ces derniers temps, on trouve régulièrement des publications médicales qui remettent largement en question les apports en glucides et ce qui était présenté autrefois comme un dogme absolu, à savoir fournir 50 % de l'énergie sous forme de glucides. D'autre part, j'ai pu observer également que les régimes les plus rapides sont ceux qui sont pauvres en glucides, tout en apportant un minimum de graisse. Or, nous voulons tous maigrir rapidement. Pour une raison simple, c'est que faire un effort sur une très longue période, c'est usant. Et cela conduit la plupart du temps à l'échec, avec une grosse frustration à la clé.

J'ai donc voulu essayer cette fois un régime où l'on est autorisé à manger ce que l'on aime le plus, à savoir les sauces, tout en visant une perte de poids rapide.

Je suis bien décidé à ignorer les critiques qu'on pourra me faire sur le non-académisme de ce régime. Je maintiens que le plus important est d'avoir des périodes de vie où l'on n'est pas en surpoids. Le bénéfice qu'on en retire est sûrement plus grand que les micro-carences qui peuvent se produire (mais qui se produisent d'ailleurs tout autant chez des personnes qui ne sont pas au régime), d'autant que la courte durée de ce régime ne permet pas que ces carences soient très prononcées ou s'installent durablement.

Vous pouvez visionner la vidéo 2, « Un régime, c'est une alchimie », et la vidéo 3, « Pourquoi un nouveau régime ? ».

Les principes de base

❶ **Abaisser considérablement les glucides.** Il ne s'agit pas de les éliminer complètement, car il en faut un minimum tous les jours pour assurer les besoins musculaires. Cette baisse va réduire forcément les réserves de l'organisme, mais je l'accepte, car la priorité est de maigrir.

❷ **Augmenter les apports en protéines.** Il y a deux raisons à ce choix : d'une part la valeur calorique des protéines est faible, d'autre part leur pouvoir rassasiant est élevé. Nous allons donc faire coup double en augmentant la sensation de satiété avec des aliments qui ont un petit pouvoir calorique. La règle sera de

➔ Glucides, lipides, protéines, etc.

Vous découvrirez dans le « Petit manuel d'éducation nutritionnelle » (p. 163) tout ce qu'il faut savoir sur les grandes familles d'aliments.

ne consommer que les protéines les plus maigres. En effet, certaines protéines contiennent beaucoup de graisses de mauvaise qualité et je préfère, pour les apports en lipides, vous faire opter ceux qui contiennent les meilleurs acides gras, c'est-à-dire des oméga-3 et des oméga-6. Vous pourrez donc accompagner vos viandes, poissons et légumes de sauce, à condition de les préparer avec des « bonnes » graisses.

❸ **Un peu de féculents, avec un indice glycémique bas.** Je privilégie les légumineuses pour vous faire bénéficier de leurs fibres (voir p. 139).

❹ **Aucun édulcorant.** C'est une nouveauté pour moi. Pourquoi je les supprime ? Depuis quelque temps, on a compris que la prise excessive d'édulcorants pourrait non seulement stimuler le goût pour les produits sucrés, mais aussi pour d'autres produits. Autrement dit, notre cerveau trompé par la consommation d'un édulcorant ne sentirait pas la satiété et serait alors attiré par d'autres produits comme les graisses ou les protéines. Voilà pourquoi j supprime les édulcorants. Je pense qu'il n'est pas très difficile de prendre son café sans sucre, c'est une question d'habitude. Il n'est pas difficile non plus de remplacer les sodas light par de l'eau pétillante ou plate. Après tout, supprimer certains ingrédients fait partie du régime. Quand on fait un régime, on est obligé de faire quelques sacrifices !

❺ **Aucun produit allégé.** Donc, fini les laitages à 0 % de MG ou allégés en sucre. Je vous invite à accepter de consommer des matières grasses, mais uniquement des bonnes matières grasses. Et aussi à tenir compte du fait que le goût, donc le plaisir, compte beaucoup dans la réussite d'un régime. Donc vous aller choisir des laitages normaux, que vous mangerez nature, sans les sucrer.

❻ **Trois repas par jour.** Concernant la répartition des aliments, je conserve dans mes menus le modèle standard : petit-déjeuner, déjeuner et dîner. Mais vous pouvez répartir ces trois repas comme vous le souhaitez, en décalant le petit-déjeuner en milieu de matinée ou en vous accordant une collation dans l'après-midi. L'important est de respecter les quantités journalières que je vous indique dans les menus. Sans les augmenter, bien sûr, mais sans les diminuer non plus.

❼ **Une perte de poids très rapide.** Ça aussi, c'est nouveau. Dans ce livre, j'ai en effet voulu installer un système de perte de poids très rapide, car j'ai l'habitude que mes patients me disent qu'ils ont besoin de maigrir vite pour se sentir stimulés et rester motivés. À force de l'avoir entendu, je pense que cela doit être vrai ! Et quand il y a un ralentissement dans la perte de poids, je pense qu'il faut pouvoir recourir à un choc (ce que j'appelle le système de jeûne détox – voir p. 125) pour relancer la perte de poids et ne pas se décourager. Cela n'a rien à voir avec la nutrition. C'est une approche psychologique du régime. Perdre du poids est un facteur de motivation supplémentaire, donc acceptons-le.

Vous pouvez aussi visionner la vidéo 4, « Sur quoi repose ce nouveau régime ? ».

- 2 -
LA MOTIVATION

Depuis quelque temps, tout le monde semble avoir renoncé à expliquer qu'un régime nécessitait un minimum de motivation et de volonté. Qu'est-ce qui se cache derrière cela ? Est-ce un concept marketing pour proposer des régimes en leur donnant la forme la plus édulcorée et la plus douce possible ? Un renoncement de l'époque à la notion d'effort ? En ce qui me concerne, je trouve qu'il n'y a aucune honte à rappeler que, pour réussir un régime, il faut à la fois être motivé et déterminé.

Quelle raison, *quelle bonne raison*, avez-vous de vous priver de choses que vous aimez manger et qui sont forcément nourrissantes pour vous restreindre à ne consommer que des aliments maigres ? Pour que vous acceptiez de jouer le jeu, il faut que vous en retiriez un vrai bénéfice !

En fait, quand on se lance dans un régime, il faut évaluer les deux plateaux de la balance, avec d'un côté les avantages à maigrir et de l'autre les avantages à manger les choses qu'on aime. Quand ce sont les avantages à maigrir qui l'emportent, il est beaucoup plus facile de modifier son alimentation et d'accepter les contraintes d'un régime.

La motivation reste donc un facteur essentiel de réussite, qu'il faut entretenir. Pas question pour autant, sous prétexte que les avantages d'un amaigrissement l'emportent, de culpabiliser si l'on fait un écart ou que l'on faiblit psychologiquement. Dans la plupart des régimes que je prescris, je prévois des systèmes de récupération pour compenser les écarts, mais aucun programme ne prévoit de système pour compenser les failles psychologiques, quand nous n'avons plus envie de penser à notre régime et que nous rêvons de pouvoir nous laisser un peu aller. Ces phases de « paresse » sont pourtant tout à fait normales. Et seule une motivation solide, avec un objectif clairement défini, peut nous aider à dépasser ces moments critiques, à aller de l'avant malgré tout.

Se motiver et rester motivé

Souvent, pour soutenir la motivation, nous conseillons à nos patients de tenir un carnet alimentaire, ce qui les oblige à observer scrupuleusement ce qu'ils mangent et permet d'identifier leurs écarts par rapport à la stratégie de départ pour voir comment les contrer au besoin. Mais je pense qu'un autre intérêt majeur de ce carnet, c'est qu'il oblige le patient à faire tous les jours un acte qui lui rappelle qu'il suit un régime.

Donc, je vous invite à faire appel à votre imagination pour trouver un système similaire (cela peut d'ailleurs être un carnet alimentaire !) qui vous aide à trouver la force de continuer.

En fait, le régime doit être pour vous une priorité, avec un objectif de réussite. Cela signifie que, dès le réveil, vous devez penser que vous êtes au régime. Non pas de façon négative, en n'envisageant que ce dont vous êtes privé, mais comme un rappel du contrôle alimentaire qui va marquer votre journée. Car c'est la réalité. Depuis quelques années, on semble renoncer à rappeler qu'un régime exige des efforts, alors que c'est pourtant le cas. Or, si vous ne le dites pas, les personnes qui commencent un régime et l'arrêtent en cours de route se sentent encore plus coupables d'avoir échoué. Au contraire, je pense qu'il faut accepter l'idée que suivre un régime est difficile et utiliser tous les moyens possibles pour faire face aux aléas, imprévus, fatigues et autres obstacles qui peuvent nous empêcher d'atteindre notre but.

Pour pouvoir rester vigilantes, certaines personnes auront besoin d'annoncer à leurs proches qu'elles font un régime, parce que la peur de craquer devant ces personnes constitue pour elles un défi et qu'elles ne veulent pas échouer face à ces proches.

D'autres éprouvent au contraire le besoin de le faire dans le secret pour ne pas subir les commentaires déstabilisants des autres… ou bien pour leur faire une surprise !

Se fixer des objectifs est un très bon truc pour rester motivé. Et dans ce domaine, aucun objectif n'est ridicule. Certains se moquent de ces personnes qui veulent perdre du poids pour pouvoir remettre certains vêtements, mais c'est un objectif comme un autre, et peut-être moins abstrait en définitive que de suivre un régime pour éviter de tomber malade.

Pour tenir bon dans sa détermination, on peut aussi coller un pense-bête sur la table de la cuisine, sur le réfrigérateur, dans sa salle de bains, dans sa voiture. Ou programmer des alertes sur son smartphone ! Tout est bon du moment que cela vous rappelle en permanence que vous êtes au régime et que vous allez réussir à tenir jusqu'au moment où la routine va s'installer. En fait, les trois ou quatre premières semaines sont les plus difficiles, puis le nouveau système alimentaire va s'imposer de lui-même.

Pas de régime sans efforts !

Faire des efforts, cela signifie qu'il fait faire du ménage dans ses placards, établir ses menus à l'avance, faire des listes de courses et anticiper les écarts que l'on va pouvoir faire (car oui, quelques écarts sont possibles si on les a préparés – voir « Le système de relance ou le jeûne détox » p. 125).

Faire des efforts, cela signifie aussi que l'on devra se contrôler jusqu'à la fin de ses jours. Je ne vous dis pas que vous allez être au régime tout le temps à partir de maintenant, mais que vous devrez très vraisemblablement renouer ponctuellement avec des régimes. Il vaut mieux le savoir pour l'anticiper : bien connaître votre régime, bien vous y préparer, cela demande des efforts. Mais ces efforts vous aideront aussi à rester vigilant, à contrôler votre poids après le régime. Surmonter toutes ces difficultés passe forcément par une bonne motivation et une grande détermination. Quand on a envie de maigrir, il faut se donner les moyens de réussir !

Vous pouvez aussi visionner la vidéo 5, « Motivation : trouver un objectif ».

- 3 -
TOUT CE QUI PEUT VOUS AIDER

Dans ce chapitre, je vous propose une série d'astuces simples, qui peuvent aider à vaincre les difficultés quotidiennes du régime.

J'ai récemment soigné une personne dont le désir de maigrir est certain, qui connaît parfaitement les raisons pour lesquelles elle veut maigrir, mais qui ne peut s'empêcher d'avoir des gestes automatiques de prise alimentaire, ce que nous appelons dans notre jargon des « compulsions alimentaires ».

Nous avons décidé ensemble d'un système qui peut sembler à première vue simpliste et un peu bébête : la personne devait programmer sur son smartphone une alarme musicale se déclenchant toutes les deux heures, afin de provoquer chez elle un réflexe de type pavlovien pour qu'elle se souvienne en permanence qu'elle a pris la décision de maigrir et qu'elle ne l'oublie pas. Avant les repas et entre les repas, cette alarme lui remet en mémoire sa décision, en particulier aux moments les plus critiques !

Dans un précédent livre, j'ai expliqué que l'engagement et l'auto-persuasion sont des systèmes extrêmement intéressants, même si on les a souvent déconsidérés faute d'avoir pris le temps de comprendre ce qu'ils recouvraient. Manger sans le vouloir est un geste compulsif, il faut donc empêcher ce geste – qui est une réponse réflexe à un besoin – par un signal qui, par sa répétition, va à son tour devenir un réflexe.

Voici maintenant quelques trucs qui ont fait leur preuve, mais vous pouvez trouver aussi d'autres procédés qui vous conviennent mieux, en vous inspirant au besoin de ce petit guide.

➔ **Tenez un carnet alimentaire.** Je le reconnais, c'est difficile et surtout très contraignant. Pourtant, une étude canadienne a démontré il y a quelques années que le simple fait de noter sur un cahier tout ce qu'on mange tous les jours entraîne chez les personnes en surpoids une perte moyenne de l'ordre de 2 kg sur 6 semaines. L'intérêt du carnet alimentaire réside donc dans le fait que nous allons le relire (et non pas nous limiter à le faire relire par quelqu'un d'autre, médecin ou proche). Car c'est précisément ce qui nous permet d'appréhender concrètement ce que nous mangeons, chose très difficile à réaliser sans cette prise de notes.

➔ **Pratiquez une activité physique.** Cette pratique a plusieurs objectifs. Le premier, c'est bien entendu de maintenir le niveau de dépense énergétique, voire de l'augmenter : si on est beaucoup plus actif qu'avant de commencer son régime, cela va aider à maigrir plus vite. Ensuite, on a pu constater que la sensation de faim diminue quand on pratique une activité physique modérée. Cela ne concerne pas les sportifs, qui ont besoin d'augmenter leur consommation alimentaire pour soutenir une dépense énergétique importante. Concrètement, 25 à 30 minutes de marche avant le dîner réduisent de 20 à 30 % la consommation alimentaire de ce repas.

Mais le plus important, c'est que l'activité physique est un facteur d'engagement supplémentaire. Une étude a ainsi comparé trois groupes : les personnes du premier groupe pratiquaient une activité physique sans suivre de régime ; celles du deuxième groupe suivaient un régime, mais sans pratiquer d'activité physique ; celles du troisième groupe, en revanche, faisaient les deux. L'étude a montré que les personnes du dernier groupe avaient statistiquement plus de chances de perdre du poids et plus de chances aussi d'en perdre davantage que celles des autres groupes. Pas seulement parce que l'activité physique permet d'améliorer le résultat d'un régime, mais aussi parce que c'est un marqueur d'engagement. Enfiler vos chaussures pour aller courir fonctionne comme une alarme qui vient vous rappeler que vous êtes au régime !

→ **Anticipez vos besoins.** Il y a des instants extrêmement répétitifs dans la consommation alimentaire. Par exemple, on peut avoir l'habitude de grignoter quelque chose à 17 h ou vers 22 h, devant la télévision. Soit on est suffisamment motivé pour arrêter, y compris en utilisant la programmation d'une alarme sur son smartphone, soit on doit anticiper ce grignotage pour limiter les dégâts. Si vous ne pouvez pas supprimer cette habitude, préparez à l'avance des aliments à fort pouvoir rassasiant pour bloquer la sensation de faim, en les anticipant : tenez prêts un fromage blanc et une pomme (ce système marche très bien), des galettes de riz, à condition d'en limiter la quantité, voire un bol de potage ou de velouté. Ce qui compte, c'est de choisir des aliments peu caloriques et de les préparer à l'avance pour les avoir sous la main. On a longtemps conseillé des bâtonnets de crudités, mais cette solution semble avoir perdu de son charme ! Un œuf dur peut être une bonne option aussi, mais là encore, il faut qu'il soit prêt au moment crucial…

➔ **Anticiper vos menus.** Jusque dans les années 1970, beaucoup de femmes avaient l'habitude, le dimanche, d'établir les menus de la semaine, à la fois pour prévoir les courses à faire et pour organiser le budget de la semaine. C'est un truc que je vous conseille vraiment et qui a trois avantages : d'abord, vous pouvez élaborer des menus qui vous font vraiment plaisir (donc vous offrir la perspective de moments savoureux, ce qui compte encore plus dans un régime !) ; ensuite, cela vous évite de stocker trop de réserves chez vous ; enfin, vous n'avez pas besoin d'ouvrir le réfrigérateur ou les placards (au risque d'être tenté !) en vous demandant ce que vous allez bien pouvoir manger.

Cette préparation des menus ne va pas sans une autre anticipation : l'organisation des provisions pour toute une maisonnée. Je connais par cœur l'argument qui consiste à dire que, dans une maison, il y a plusieurs personnes et que chacune doit pouvoir manger ce qu'elle souhaite. Mais selon moi, une maison doit fonctionner sur le principe de l'entraide et la priorité doit être donnée à la personne qui rencontre le plus de difficultés. En l'occurrence, c'est bien sûr celle qui est au régime. Il vous suffit alors d'acheter les mêmes choses pour toute la maisonnée, même si ensuite chacun peut ajuster les quantités selon ses besoins. Ensuite, rien n'empêche d'acheter aussi quelques aliments un peu exceptionnels que vos proches réclament et de les stocker dans un placard distinct.

➔ **Consultez des sites de cuisine.** Internet regorge de sites proposant des recettes avec le détail des apports caloriques. C'est aussi une mine d'informations pour trouver des accommodements savoureux pour les ingrédients que vous devez consommer de préférence. Cela peut vous donner des idées pour que le régime soit aussi une source de plaisir, pas seulement une source de frustrations.

➔ **Sélectionnez attentivement les produits.** Dans une même catégorie de produits, il existe des grandes variations. Par exemple, je vous conseille des produits laitiers nature, mais avec un peu de matières grasses. Or, dans ce domaine, les quantités de graisses sont très variables ! Vous devez donc apprendre à sélectionner les produits et à lire avec attention les étiquettes. Il n'est pas rare de voir des gens se tromper en toute bonne foi, parce qu'ils ont été trompés par une étiquette verte qui leur a fait croire que le produit était bio. Dans ce domaine, certains produits dits « light » contiennent en fait autant de matières grasses que leurs équivalents sans étiquette !

➔ **Pesez-vous régulièrement et notez votre poids.** C'est encore le meilleur moyen pour suivre l'évolution de votre poids. Sachez simplement qu'une hausse inopinée ou une baisse trop rapide signalent en général une erreur, car la balance mesure le poids des muscles, mais aussi de la graisse et de l'eau, dont la proportion peut varier beaucoup. Une pesée régulière doit vous permettre de vérifier que d'une semaine sur l'autre, ou de quinze jours en quinze jours, la perte de poids a bien lieu. Si ce n'est pas le cas, essayez de chercher les erreurs que vous avez pu commettre ou de voir s'il n'y a pas des circonstances particulières qui vous freinent dans votre régime (prise de médicament, constipation, etc.).

➔ **Misez sur les ustensiles de cuisine.** Grâce aux poêles antiadhésives, autocuiseurs, papillotes en papier de cuisson ou d'aluminium, plats à tajine et autres ustensiles, il est devenu très facile de préparer une cuisine sans matières grasses très savoureuse.

➔ **Misez aussi sur les herbes, épices et autres.** Ce sont des aides culinaires parfaits pour mettre du goût dans vos assiettes. Par exemple, vous pouvez tout à fait ajouter un peu de lait de coco dans un velouté sans faire exploser le compteur calorique. Vous y gagnerez une saveur subtile et une texture agréable. Pensez aussi à user et abuser des herbes et épices : même sur de simples légumes, le résultat est bluffant ! Pensez aussi aux aides culinaires : les bouillons de volaille ou de légumes, bien sûr, mais aussi les fumets de poisson, qui améliorent le goût d'un plat en apportant très peu de calories. Enfin, pour vos sauces, pensez à varier les huiles, pour varier les saveurs !

➔ **Pratiquez l'auto-hypnose.** Cette technique simple peut aider à dépasser les crises de frustration. Voici une suggestion : quand vous êtes pris par une soudaine envie de manger, regardez fixement un point jusqu'à ce que votre vue se brouille et que le point soit trouble. Concentrez-vous en même temps sur l'idée que vous n'avez pas faim, comme si vous vouliez vous en convaincre.

➔ **Utilisez les réseaux sociaux.** Rentrer dans un groupe de soutien peut s'avérer une aide précieuse, même si on ne suit pas tous le même programme. Des études ont montré que les personnes qui suivent des régimes en groupe ont cinq fois plus de chances de réussir que les autres. Sur mon site « Savoir maigrir », nous avons constaté que les personnes qui jouent sur l'effet « communauté » ou participent aux forums ont des résultats supérieurs d'environ 17 % par rapport aux autres en termes de perte de poids.

➔ **Pratiquez le yoga.** Je sais, le yoga est à la mode. Mais il faut convenir que c'est une pratique très efficace pour améliorer sa souplesse et sa musculature profonde, tout en se relaxant. Il ne s'agit pas de devenir champion de yoga, mais de pratiquer les exercices qui sont à votre portée en fonction de votre condition physique. Inspirez-vous de tout ce que vous pouvez trouver dans des livres ou sur Internet pour adapter cette activité à vos capacités. Vous avez dû remarquer que les adeptes de ce sport ont rarement des problèmes de poids.

➔ **Adoptez des techniques comportementales.** Par exemple, prenez tous vos repas dans la même assiette et avec les mêmes couverts, imposez-vous de ne manger qu'assis (même pour un grignotage sur le pouce), obligez-vous à laisser toujours une toute petite bouchée dans votre assiette, imposez-vous de faire durer vos repas au moins 20 minutes. Je sais que tout cela est fastidieux, mais mises bout à bout, ces astuces aident à rompre la monotonie du régime, qui peut finir par décourager même les plus motivés.

➔ **Un plat unique, si cela vous convient.** Beaucoup de gens ont envie de se simplifier la vie quand ils suivent un régime. Tout rassembler sur une assiette ne pose donc aucun problème. Le trio entrée-plat-dessert est une habitude sociale qu'il est tout à fait possible de bousculer sans culpabiliser, quand on fait un régime, mais aussi d'une façon générale, si ça nous chante !

PARTIE II

ON Y VA !

Avec cette partie, vous entrez dans le vif du sujet. Vous connaissez désormais les principes du régime que vous vous apprêtez à mettre en œuvre. En voici donc tous les détails : ses principes généraux, ses menus et ses recettes gourmandes et légères, pour mettre des saveurs dans vos assiettes sans entraver le succès de votre régime !

Vous trouverez aussi un programme détox que vous pouvez utiliser pour relancer le processus d'amaigrissement en cas de stagnation, mais aussi en phase d'attaque ou pour compenser un écart sans culpabiliser.

J'ai également élaboré des listes d'aliments à privilégier, qui vous aideront à établir vos menus et à faire vos courses. Je vous propose par ailleurs des conseils pour cuisiner léger, mais savoureux, ainsi que des astuces pour vos repas en dehors de chez vous. Enfin, vous trouverez de nombreux conseils pour accompagner au mieux la phase de sortie du régime.

Les vidéos conçues pour accompagner ce livre pourront être un précieux soutien tout au long de votre régime (voir p. 24).

- 4 -
LES PRINCIPES GÉNÉRAUX

Ce chapitre vous rappelle les grandes lignes du régime (nous les avons déjà évoquées au chapitre 1) et vous présente aussi son séquençage (deux phases pour les femmes, une pour les hommes), ainsi que la structure de base de chacune des phases.

À partir de ce schéma, vous avez toute latitude pour composer vos menus, en vous aidant des listes d'aliments à privilégier que vous trouverez au chapitre 7 (voir p. 133 et suivantes). Nous vous proposons dans ce chapitre, pour chaque phase, six bases de menu de petit-déjeûner et six bases de menu pour un repas (déjeuner ou dîner).

Les ingrédients du régime

- Un peu de bonnes graisses, sous forme de sauces. Cela permet d'amplifier la satiété, tout en vous faisant profiter de la saveur gourmande des assaisonnements, qui apportent un peu de plaisir gourmand dans le régime, indispensable pour ne pas craquer.
- Des protéines maigres, là aussi pour amplifier la sensation de satiété, mais sans les mauvaises graisses de certains produits carnés.
- Un peu de sucres complexes sous la forme de pain complet, légumineuses ou céréales à faible valeur calorique ou indice glycémique bas. Conserver un minimum de sucres complexes aide à maintenir ses réserves musculaires. Et en misant de préférence sur les légumineuses (leur index glycémique est moins élevé que celui des céréales), on améliore les apports en fibres (pour améliorer la satiété) et on limite l'impact calorique.
- Des légumes à index glycémique bas de préférence. Cela permet de diminuer encore la quantité de sucre absorbé.
- Éviction totale des sucres rapides. Cela vaut aussi pour les fruits dans la phase d'attaque. Pour les sucreries et autres friandises, cela semble une évidence. Mais je rappelle que les fruits contiennent aussi du sucre et qu'il vaut mieux les éliminer au début, le temps de mettre le régime sur de bons rails.

Mode d'emploi du régime

- **Pour les femmes,** il y a deux phases : la première dure un mois, voire plus selon la perte de poids visée. Dès que vous avez atteint votre objectif, vous passez à la phase numéro 2. Ensuite, pour accélérer la perte de poids, il est possible d'alterner phase 1 et phase 2 par période de 15 jours. En cas de lassitude, vous pouvez aussi couper la phase numéro 1 par une semaine de phase 2.
- **Pour les hommes,** seule la phase 2 est préconisée, sauf si vous voulez perdre du poids rapidement. Dans ce cas, alternez phase 1 et phase 2 par période de 15 jours.

→ Répartition des aliments

Vous devez consommer chaque jour tous les aliments mentionnés dans les menus, en respectant les quantités indiquées. Vous pouvez tout à fait inverser les menus, voire les fractionner. Par exemple, vous consommez un laitage et un fruit en collation à 17 h ; dans ce cas, vous devez les supprimer à l'un des repas. Les horaires non plus ne sont pas importants. Vous pouvez ainsi prendre les aliments prévus au petit-déjeuner dans l'après-midi, pour une collation. Ou manger davantage au déjeuner et diminuer d'autant le repas du soir. Il n'y a pas de règles en la matière, l'important étant de trouver votre rythme en mangeant tout ce qui est prévu dans la journée !

Structure de base de la phase 1

Petit-déjeuner

40 g de pain complet
10 g de beurre ou 25 g de fromage
1 laitage (3-4 % de MG) ou 2 tranches de jambon ou 1 œuf

Déjeuner

200 g de légumes crus (voir sélection p. 136) avec 1 c. à s. d'huile
200 g de protéines maigres (viande OU poisson – voir sélection p. 134), cuisinées sans matière grasse
150 g de féculents cuits, soit 50 g secs (voir sélection p. 139)
1 laitage (3-4 % de MG) + vanille/cannelle

Dîner

200 g de protéines maigres (viande OU poisson – voir sélection p. 134), cuisinées sans matière grasse
2 c. à s. de sauce
200 g de légumes crus (voir sélection p. 136)
30 g de pain complet
1 laitage (3-4 % de MG) + vanille/cannelle

Structure de base de la phase 2

Petit-déjeuner

60 g de pain complet
10 g de beurre ou 25 g de fromage
1 laitage (3-4 % de MG) ou 2 tranches de jambon ou 1 œuf
1 portion de fruit

Déjeuner

200 g de légumes crus (voir sélection p. 136) avec 1 c. à s. d'huile
200 g de protéines maigres (viande OU poisson – voir sélection p. 134), cuisinées sans matière grasse
150 g de féculents cuits, soit 50 g secs (voir sélection p. 139)
1 laitage (3-4 % de MG) + vanille/cannelle

Dîner

200 g de protéines maigres (viande OU poisson – voir sélection p. 134), cuisinées sans matière grasse
200 g de légumes crus (voir sélection p. 136)
30 g de pain complet
1 laitage (3-4 % de MG) + vanille/cannelle
1 portion de fruit

En bonus. Vous pouvez utiliser 2 c. à s. de mayonnaise, sauce à la crème, au vin... pour le soir, pour accompagner les protéines ou les légumes, voire les deux. Vous pouvez composer aussi un plat unique avec les protéines, les légumes et la sauce.

Phase 1
Café ou thé sans sucre 40 g de pain pumpernickel 10 g de beurre 1 tranche de saumon fumé (40 g)
Café ou thé sans sucre 40 g de pain complet 25 g de comté 2 tranches de jambon
Café ou thé sans sucre 40 g de pain pumpernickel 10 g de beurre 1 œuf à la coque
Café ou thé sans sucre 3 tartines au seigle riches en fibres 40 g de fromage frais à tartiner 5 tranches de viande des Grisons
Café ou thé sans sucre 40 g de céréales au son 1 laitage (3-4 % de MG) 2 tranches de jambon
Café ou thé sans sucre 40 g de pain pumpernickel 10 g de beurre 1 laitage (3-4 % de MG) + vanille ou cannelle

Phase 2
Café ou thé sans sucre 60 g de pain pumpernickel 10 g de beurre 1 tranche de saumon fumé (40 g) 1 pomelo
Café ou thé sans sucre 60 g de pain complet 25 g de comté 2 tranches de jambon 1 pomme
Café ou thé sans sucre 60 g de pain pumpernickel 10 g de beurre 1 œuf à la coque 1 orange
Café ou thé sans sucre 4 tartines au seigle riches en fibres 40 de fromage frais à tartiner 5 tranches de viande des Grisons 1 poire
Café ou thé sans sucre 50 g de céréales au son 1 laitage (3-4 % de MG) 2 tranches de jambon 2 kiwis
Café ou thé sans sucre 60 g de pain pumpernickel 10 g de beurre 1 laitage (3-4 % de MG) + vanille ou cannelle 200 g de mélange de fruits rouges

Phase 1

200 g de tomates à la vinaigrette (avec 1 c. à s. d'huile d'olive)
200 g de filet de lieu vapeur au jus de citron
150 g de quinoa cuit
1 fromage blanc nature (3-4 % de MG) + cannelle

---

200 g d'endives émincées avec 1 c. à s. d'huile de noix
200 g de rumsteck grillé avec 1 c. à c. de moutarde
150 g de flageolets cuits
2 petits-suisses nature (3-4 % de MG) + vanille

---

200 g de concombre à la vinaigrette (avec 1 c. à s. d'huile de colza)
200 g de moules marinières
150 g de riz sauvage cuit
1 yaourt nature (3-4 % de MG) + quelques gouttes d'eau de fleur d'oranger

---

200 g de tofu
Épinards vapeur à la muscade + 1 c. à s. de crème entière
30 g de pain intégral
1 fromage blanc nature (3-4 % de MG) + cannelle

Phase 2
200 g de salade à la vinaigrette (avec 1 c. à s. d'huile de colza) 200 g de crevettes roses avec 1 c. à c. de mayonnaise 60 g de pain intégral ou de pain de sarrasin 2 petits-suisses nature (3-4 % de MG) + vanille
½ avocat 200 g de viande hachée à 5 % de MG poêlée au coulis de tomate avec 1 c. à s. d'huile de noix 150 g de pâtes intégrales cuites + 5 g de beurre 1 fromage blanc nature (3-4 % de MG) + cannelle
200 g de radis roses + 10 g de beurre 200 g de filet de julienne en papillote au micro-ondes, avec 1 c. à s. de crème entière 150 g de lentilles (poids cuit) 2 petits-suisses nature (3-4 % de MG) + vanille
200 g de steak végétal (6 % de MG maximum) poêlé avec 1 c. à c. d'huile Chou-fleur vapeur avec 1 c. à s. de crème entière 30 g de pain intégral 1 yaourt nature (3-4 % de MG) + quelques gouttes d'eau de fleur d'oranger 200 g de fruits rouges + 5 g d'amandes effilées

Phase 1
200 g de rôti de dinde avec 1 c. à s. de béarnaise, de sauce tartare ou de mayonnaise 200 g de courgettes vapeur 30 g de pain intégral 1 yaourt nature (3-4 % de MG) + quelques gouttes d'eau de fleur d'oranger
200 g de noix de veau en sauce tomate 200 g de champignons poêlés avec 1 c. à s. d'huile d'olive 30 g de pain intégral 2 petits-suisses nature (3-4 % de MG) + vanille

→ Pour maigrir vite

Certaines personnes ont envie de perdre vite du poids au début, pour trouver une émulation. Je leur recommande alors de commencer par 2 ou 3 jours de jeûne détox (voir p. 125).

Phase 2
200 g de thon au naturel égoutté avec 1 c. à s. de béarnaise, de sauce tartare ou de mayonnaise 200 g de tomates cerises + 1 c. à c. d'huile 30 g de pain intégral ou de pain de sarrasin 2 petits-suisses nature (3-4 % de MG) + vanille 1 pomme
200 g de filet de poulet poêlé avec 1 c. à s. d'huile, moutarde 1 artichaut entier avec 1 c. à s. de crème au vinaigre à la ciboulette 30 g de pain intégral ou de pain de sarrasin 1 fromage blanc nature (3-4 % de MG) + cannelle 1 orange

➔ Pour élaborer vos menus

Au moment d'établir vos menus, n'oubliez pas de consulter les listes des aliments à privilégier (p. 133 et suivantes). Et pensez aussi, pour votre liste de courses, aux aides culinaires, épices et herbes aromatiques (p. 143).

- 5 -
14 JOURS DE MENUS ET LEURS RECETTES PHARES

Vous trouverez dans ce chapitre des menus sur 2 semaines pour chaque phase. Et je vous propose aussi une recette gourmande par jour, signalée en gras dans le menu.

Cette liste de menus est une aide précieuse pour anticiper vos repas et faire vos courses.

➔ Pour élaborer vos menus

Au moment d'établir vos menus, n'oubliez pas de consulter les listes des aliments à privilégier (p. 133 et suivantes). Et pensez aussi, pour votre liste de courses, aux aides culinaires, épices et herbes aromatiques (p. 143).

JOUR 1

Petit-déjeuner

Café ou thé sans sucre

40 g de pain pumpernickel

10 g de beurre

40 g de saumon fumé

Déjeuner

Rumsteck grillé

Risotto de quinoa aux asperges

1 yaourt nature non sucré

Dîner

Omelette aux champignons (100 g) avec 3 œufs, ail et persil

Laitue (100 g) au vinaigre de cidre et 1 c. à s. d'huile de noix

30 g de pain complet

2 petits-suisses nature (3-4 % de MG), avec quelques gouttes d'extrait de vanille

LA RECETTE PHARE DU JOUR 1

Risotto de quinoa aux asperges

Ingrédients pour 1 personne – 50 g de quinoa – 200 g d'asperges vertes fraîches – ¼ d'oignon – 200 ml de bouillon de légumes – 1 c. à s. d'huile d'olive – 1 pointe de curry – Sel

1. Laver les asperges et couper les pieds.
2. Tailler les tiges en fines lamelles et conserver les têtes entières.
3. Cuire ces dernières dans de l'eau bouillante salée pendant 4 min.
4. Dans une casserole, faire revenir l'oignon émincé avec l'huile d'olive puis ajouter le quinoa après coloration.
5. Verser ensuite progressivement le bouillon de légumes tout en mélangeant et incorporer les asperges 5 min avant la fin de la cuisson.
6. Ajouter le curry, saler à votre goût et servir bien chaud.

JOUR 2

Petit-déjeuner

Café ou thé sans sucre

40 g de céréales au son

100 g de fromage blanc nature (3-4 % de MG)

2 tranches de jambon blanc

Déjeuner

1 artichaut au jus de citron

Filet de merlan au four, **sauce vierge**

Purée de pois cassés (150 g)

1 yaourt non sucré nature à la cannelle

Dîner

Noix de veau rôtie avec un bouquet garni et 1 c. à s. d'huile combinée

Blancs de poireaux (200 g) vapeur safranés

30 g de pain complet

2 petits-suisses nature (3-4 % de MG)

LA RECETTE PHARE DU JOUR 2

Sauce vierge

Ingrédients pour 1 personne – 1 petite tomate (100 g) – 5 feuilles de basilic – 1 c. à s. d'huile d'olive – ¼ de citron – Fleur de sel et poivre du moulin

1. Monder la tomate dans une casserole d'eau salée.
2. La couper en quatre, retirer les pépins et détailler la chair en cubes.
3. Peler le citron à vif et couper en petits dés.
4. Laver puis ciseler le basilic.
5. Mélanger le tout dans un petit bol avec l'huile d'olive, saler, poivrer.

Cette sauce sera encore meilleure préparée la veille.

JOUR 3

Petit-déjeuner

Café ou thé sans sucre

40 g de pain complet

10 g de beurre

1 œuf brouillé avec 1 c. à s. de lait, salé, poivré

Déjeuner

Rosace d'avocat, cœur de crevettes

150 g de riz sauvage (poids cuit), poêlé

1 petit-suisse nature (3-4 % de MG)

Dîner

1 filet de poulet cuit en papillote aux herbes de Provence

Chou-fleur vapeur à la noix de muscade avec 1 c. à s. de crème

30 g de pain complet

1 yaourt nature non sucré

LA RECETTE PHARE DU JOUR 3

Rosace d'avocat, cœur de crevettes

Ingrédients pour 1 personne – 160 g de crevettes roses fraîches décortiquées – 1 petit-suisse nature 3-4 % de MG – ½ avocat bien mûr (200 g environ) – Le jus d'½ citron – ¼ d'échalote – 1 c. à s. d'huile de colza – Feuilles de coriandre fraîches – Sel, poivre

1. Couper les crevettes en petits tronçons. Les mélanger avec le petit-suisse, le jus de citron, la coriandre finement ciselée, l'échalote pelée et émincée et l'huile de colza. Saler, poivrer. Répartir le mélange dans un ramequin et réserver au frais.
2. Éplucher l'avocat. L'émincer finement et le disposer en rosaces dans une belle assiette. Arroser du reste de jus de citron.
3. Sortir le ramequin du réfrigérateur et le retourner au centre de la rosace.
4. Décorer avec une feuille de coriandre et servir bien frais.

JOUR 4

Petit-déjeuner

Café ou thé sans sucre

40 g de pain complet

25 g de comté

5 tranches de viande des Grisons

Déjeuner

Parmentier express de canard et patate douce

Mélange de jeunes pousses au vinaigre de Xérès

100 g de fromage blanc nature (3-4 % de MG) avec quelques gouttes d'extrait de vanille

Dîner

Blanc de dinde

Dés de courgettes sautées, aillés avec 1 c. à s. d'huile de tournesol

30 g de pain complet

1 yaourt nature non sucré

LA RECETTE PHARE DU JOUR 4

Parmentier express de canard et patate douce

Ingrédients pour 1 personne – 200 g de gésiers de canard confits – 150 g de patate douce – 1 c. à s. d'huile de noix – 1 pincée de cumin – Sel, poivre

1. Cuire la patate douce à la vapeur, 10 min environ puis les peler.
2. Sauter quelques minutes à la poêle les gésiers de canard confits, les couper en deux.
3. Écraser la patate douce à la fourchette, ajouter l'huile de noix, le cumin, saler et poivrer à votre goût.
4. Dresser à l'aide d'un bol ou d'un cercle l'écrasé de patate douce, surmonter des gésiers dans une belle assiette.
5. Servir bien chaud.

JOUR 5

Petit-déjeuner

Café ou thé sans sucre avec 150 ml de lait

40 g de pain pumpernickel

25 g de camembert

Déjeuner

Concombre (200 g) à la menthe en vinaigrette avec 1 c. à c. d'huile de colza

Moules décoquillées poêlées avec 1 c. à c. de crème

Pâtes intégrales (150 g) al dente

2 petits-suisses nature (3-4 % de MG)

Dîner

Soupe de chou vert au bacon croustillant

30 g de pain complet

1 yaourt nature non sucré à la cannelle

LA RECETTE PHARE DU JOUR 5

Soupe de chou vert au bacon croustillant

Ingrédients pour 1 personne – 200 g de chou vert – 120 g de filet de bacon en tranches – ¼ d'oignon – Quelques brins de persil plat – 1 pincée de noix de muscade – 1 c. à s. d'huile d'olive – Sel, poivre

1. Éplucher et émincer l'oignon. Laver et émincer le chou.
2. Faire revenir l'oignon dans une cocotte avec l'huile puis ajouter le chou. Compléter avec de l'eau à mi-hauteur.
3. Saler et poivrer, ajouter la noix de muscade et faire cuire 20 min environ à feu moyen. Laver le persil. Mixer le potage avec le persil jusqu'à l'obtention d'une texture fine et homogène.
4. Couper les tranches de bacon en lamelles. Les faire griller quelques minutes sous le gril du four jusqu'à ce qu'elles soient dorées et croustillantes.
5. Servir le potage bien chaud recouvert de lamelles de bacon croquantes.

JOUR 6

Petit-déjeuner

Café ou thé sans sucre

40 g de céréales au son

100 g de fromage blanc nature (3-4 % de MG)

1 œuf à la coque

Déjeuner

Salade d'endives avec 1 c. à c. d'huile d'olive

1 cuisse de poulet rôtie sans la peau

Boulgour (150 g)

1 yaourt nature non sucré

Dîner

Jarret de bœuf sauce au vin et ses légumes

30 g de pain complet

2 petits-suisses nature (3-4 % de MG)

LA RECETTE PHARE DU JOUR 6

Jarret de bœuf sauce au vin et ses légumes

Ingrédients pour 1 personne – 200 g de jarret de bœuf – 150 g de fenouil – 50 g de tomate – 75 ml de vin rouge – ½ échalote – 1 c. à s. d'un mélange de 4 huiles – 1 bouquet garni – 1 pincée de paprika – Sel, poivre

1. Peler et émincer l'échalote. Faire revenir l'échalote et les morceaux de jarret dans une cocotte avec l'huile. Réserver les morceaux de jarret colorés, puis déglacer avec le vin.
2. Monder la tomate et couper la chair en dés. Émincer le fenouil.
3. Ajouter les légumes dans la cocotte, faire suer 5 à 10 min et remettre les morceaux de jarret, avec le bouquet garni et le paprika. Saler, poivrer.
4. Ajouter de l'eau aux deux tiers de la viande, couvrir et laisser mijoter pendant 1 heure. Retirer le bouquet garni et servir bien chaud.

JOUR 7

Petit-déjeuner

Café ou thé sans sucre

40 g de pain complet

25 g d'emmental

2 tranches de jambon

Déjeuner

Champignons (200 g) émincés au jus de citron et coriandre fraîche, avec 1 c. à s. d'huile de colza

1 steak haché à 5 % de MG poêlé

Haricots blancs (150 g) avec 1 c. à s. de coulis de tomate

1 yaourt nature non sucré avec quelques gouttes d'eau de fleur d'oranger

Dîner

Raie aux épinards, sauce à l'oseille

30 g de pain complet

2 petits-suisses nature (3-4 % de MG)

LA RECETTE PHARE DU JOUR 7

Raie aux épinards et à l'oseille

Ingrédients pour 1 personne - 200 g d'aile de raie - 180 g d'épinards - 20 g d'oseille - ½ échalote - 1 c. à s. de crème - 1 c. à s. de vin blanc sec - Sel, poivre

1. Équeuter l'oseille et l'émincer grossièrement. Émincer finement l'échalote. Faire colorer l'échalote dans une casserole à revêtement antiadhésif.
2. Ajouter l'oseille puis le vin blanc sec et le laisser s'évaporer.
3. Incorporer la crème et assaisonner à votre goût. Laisser réduire 5 min à feu doux.
4. Faire cuire l'aile de raie à la vapeur puis retirer la peau noire et décoller l'arête.
5. Ajouter les feuilles d'épinards à la sauce, les enrober puis sortir la préparation du feu.
6. Servir l'aile de raie nappée de sauce à l'oseille et épinard.

JOUR 1

Petit-déjeuner

Café ou thé sans sucre

3 tartines au seigle riches en fibres

40 g de fromage frais à tartiner

5 tranches de viande des Grisons

Déjeuner

200 g de pousses de soja (haricot mungo) à la coriandre, avec 1 c. à s. d'huile de colza

200 g d'escalope de dinde à l'ail et coulis de tomate

150 g de quinoa cuit

100 g de fromage blanc nature (3-4 % de MG) + vanille

Dîner

200 g de truite en papillote à l'aneth avec 1 c. à c. de sauce tartare

200 g de fenouil braisé avec 1 c. à c. d'huile d'olive

30 g de pain complet

Petit flan au citron

LA RECETTE PHARE DU JOUR 1

Petit flan au citron

Ingrédients pour 1 personne - 150 ml de lait demi-écrémé – 1 pincée de vanille ou cannelle – 1 goutte d'eau de fleur d'oranger – Le jus d'¼ de citron – 1 g d'agar-agar

1. Dissoudre la poudre d'agar-agar dans un peu de lait.
2. Presser le quart de citron et récupérer les zestes. Émincer les zestes finement.
3. Dans une casserole, verser le lait, la vanille ou la cannelle, les zestes de citron et l'agar-agar dilué. Ajouter le jus de citron, l'eau de fleur d'oranger et bien homogénéiser le tout avec un fouet.
4. Porter à ébullition 1 à 2 min sans cesser de remuer.
5. Verser la préparation dans un ramequin individuel, attendre le refroidissement et réserver au frais au moins 4 heures avant dégustation. Servir bien frais.

JOUR 2

Petit-déjeuner

Café ou thé sans sucre

40 g de céréales au son avec 150 ml de lait demi-écrémé et vanille

2 tranches de jambon

Déjeuner

Radis rose à croquer

Filet de cabillaud vapeur, **crème citronnée à la ciboulette**

150 g de lentilles corail (poids cuit)

2 petits-suisses nature (3-4 % de MG) + quelques gouttes d'eau de fleur d'oranger

Dîner

200 g de filet mignon rôti au four au thym

200 g de chou vert braisé avec 1 c. à s. d'huile combinée

30 g de pain complet

1 yaourt nature non sucré (3-4 % de MG) + cannelle

LA RECETTE PHARE DU JOUR 2

Crème citronnée à la ciboulette

Ingrédients pour 1 personne – 1 c. à s. de crème entière à 30 % de MG – Quelques gouttes de jus de citron – 5 brins de ciboulette fraîche – Mélange de poivre et baies roses – Sel

1. Laver et ciseler finement la ciboulette.
2. Mélanger la crème avec le jus de citron et la ciboulette ciselée.
3. Saler, ajouter le poivre et les baies roses. Bon appétit !

JOUR 3

Petit-déjeuner

Café ou thé sans sucre

40 g de pain pumpernickel

10 g de beurre

1 œuf à la coque

Déjeuner

200 g de rosbif froid + 1 c. à c. de moutarde

Salade de pois chiches à la menthe

100 g de fromage blanc nature (3-4 % de MG) + zestes de citron

Dîner

200 g de crevettes roses avec 1 c. à s. de mayonnaise

250 ml de soupe de tomate sans féculents ni matières grasses

30 g de pain complet

1 yaourt nature non sucré (3-4 % de MG) + vanille

LA RECETTE PHARE DU JOUR 3

Salade de pois chiches à la menthe

Ingrédients pour 1 personne – 150 g de pois chiches en conserve – 200 g de pousses d'épinards ou autres jeunes feuilles – 1 petit bouquet de menthe fraîche ciselée – Le jus d'¼ de citron – 1 c. à s. d'huile d'olive – 1 c. à c. de cumin en poudre – Poivre du moulin

1. Rincer les pois chiches à l'eau. Rincer et ciseler la menthe.
2. Mélanger les pois chiches avec le jus de citron, le cumin et l'huile d'olive.
3. Dresser sur l'assiette les jeunes pousses, puis placer pardessus la préparation aux pois chiches.
4. Terminer avec la menthe ciselée et un tour de moulin à poivre.

JOUR 4

Petit-déjeuner

Café ou thé sans sucre

40 g de pain pumpernickel

10 g de beurre

100 g de fromage blanc (3-4 % de MG) + cannelle

Déjeuner

200 g de gigot d'agneau rôti aux herbes de Provence

Salade croquante de courgettes au citron et sésame grillé

60 g de pain intégral

1 yaourt nature non sucré + vanille

Dîner

200 g de filet de julienne papillote avec 1 c. à s. de crème entière et safran

200 g de brocolis vapeur

30 g de pain complet

1 petit-suisse nature (3-4 % de MG) + quelques gouttes d'eau de fleur d'oranger

LA RECETTE PHARE DU JOUR 4

Salade croquante de courgettes au citron et sésame grillé

Ingrédients pour 1 personne – 200 g de courgettes – Le jus d'¼ de citron – 1 c. à c. de coriandre moulue – 2 c. à c. de sésame grillé – 1 c. à c. d'huile de sésame – Sel, poivre

1. Laver et râper les courgettes en julienne.
2. Mélanger les courgettes crues avec le jus de citron, huile, coriandre, sel et poivre.
3. Parsemer de sésame grillé. Servir bien frais.

JOUR 5

Petit-déjeuner

Café ou thé sans sucre

40 g de pain complet

40 g de fromage frais à tartiner

5 tranches de viande des Grisons

Déjeuner

½ avocat à l'échalote émincée et vinaigre de cidre

200 g de filet de perche en papillote au cerfeuil avec 2 c. à s. de lait de coco

150 g de boulgour (poids cuit)

2 petits-suisses nature (3-4 % de MG) + cannelle

Dîner

Bœuf braisé aux navets

30 g de pain complet

100 g de fromage blanc nature (3-4 % de MG) + vanille

LA RECETTE PHARE DU JOUR 5

Bœuf braisé aux navets

Ingrédients pour 1 personne – 200 g de morceaux de bœuf à fondue – ½ oignon – 200 g de navets – Thym – 1 c. à s. d'huile combinée – 1 c. à s. de vin rouge – Sel, poivre

1. Peler et émincer l'oignon, puis le faire revenir dans une cocotte avec la moitié de l'huile. Réserver.
2. Faire dorer les morceaux de viande dans le reste d'huile. Saler et poivrer. Baisser le feu, ajouter l'oignon, le vin, le thym.
3. Laver, éplucher et couper les navets en petits dés. Les ajouter dans la cocotte, couvrir d'eau et laisser cuire environ 1 heure. Servir bien chaud.

JOUR 6

Petit-déjeuner

Café ou thé sans sucre

40 g de céréales au son avec 150 ml de lait demi-écrémé et cannelle

1 œuf dur

Déjeuner

200 g de chou-fleur cru en fleurettes à l'échalote, avec 1 c. à s. d'huile de colza

200 g de rôti de veau avec 1 c. à c. de moutarde à l'ancienne

150 g de pâtes intégrales (poids cuit)

100 g de fromage blanc nature (3-4 % de MG) + quelques gouttes d'eau de fleur d'oranger

Dîner

Poêlée de calamars aux champignons

30 g de pain complet

1 yaourt nature non sucré + vanille

LA RECETTE PHARE DU JOUR 6

Poêlée de calamars aux champignons

Ingrédients pour 1 personne - 200 g d'anneaux de calamars surgelés nature - 3 c. à s. de coulis de tomate - 100 g de pleurotes - 100 g de champignons de Paris - 1 c. à c. de paprika - 1 gousse d'ail - 1 c. à s. de crème entière - Cerfeuil - Sel, poivre

1. Dans une poêle à revêtement antiadhésif chaude, verser les rondelles de calamars afin qu'ils rendent leur jus.
2. Saler, poivrer et saupoudrer de paprika. Laisser cuire environ 15 min à feu doux.
3. Dans une autre poêle, faire revenir les champignons 10 min avec la gousse d'ail finement hachée.
4. Ajouter aux calamars les champignons et leur jus de cuisson, verser la crème, parsemer de cerfeuil ciselé et servir chaud.

JOUR 7

Petit-déjeuner

Café ou thé sans sucre

40 g de pain pumpernickel

10 g de beurre

1 tranche de saumon fumé (40 g)

Déjeuner

Salade composée

1 yaourt nature non sucré + zestes de citron

Dîner

200 g de tofu en dés, avec 250 ml de velouté de potimarron au curry (sans féculents) + 1 c. à s. de crème entière

30 g de pain complet

1 fromage blanc nature (3-4 % de MG) + cannelle

LA RECETTE PHARE DU JOUR 7

Salade composée

Ingrédients pour 1 personne - 200 g de thon émietté- 150 g de haricots rouges- 50 g de laitue- 50 g de radis noir - 100 g de tomates- ½ c. à s. de vinaigre - 1 c. à s. d'huile de sésame- Sel, poivre

1. Commencer par rincer les haricots rouges, puis bien les égoutter. Les mettre dans un saladier avec le thon émietté.
2. Nettoyer la salade et la ciseler grossièrement. Peler le radis noir et le râper. Détailler la tomate en petits dés.
3. Ajouter les légumes dans le saladier.
4. Préparer une vinaigrette avec le vinaigre, l'huile, du sel et du poivre. Bien mélanger. Déguster sans attendre.

JOUR 1

Petit-déjeuner

Café ou thé sans sucre

50 g de céréales au son avec 100 g de fromage blanc nature (3-4 % de MG) et 2 kiwis en dés

2 tranches de jambon

Déjeuner

Salade de chou rouge finement râpé avec 1 c. à s. d'huile de noix

Brochette de cabillaud au curcuma et au sésame

Riz sauvage (150 g)

1 yaourt nature non sucré à la cannelle

Dîner

Rosbif froid avec 1 c. à c. de mayonnaise

Salade d'asperges au vinaigre de vin avec 1 c. à c. d'huile de colza

30 g de pain complet

100 g de fromage blanc nature (3-4 % de MG)

¼ d'ananas frais

LA RECETTE PHARE DU JOUR 1

Brochette de cabillaud au curcuma et au sésame

Ingrédients pour 1 personne - 200 g de filet de cabillaud - ¼ de citron - 1 pincée de curcuma - 2 c. à c. de graines de sésame - Sel, poivre - 1 brochette

1. Préchauffer le four à 200 °C (th. 6/7).
2. Couper le filet de cabillaud en trois dans sa longueur. L'arroser de jus de citron, saler et poivrer.
3. Mettre un peu de curcuma et de sésame dans une assiette plate et retourner les lanières de cabillaud sur toutes les faces pour les enrober de ce mélange. Les rouler et les embrocher sur la brochette.
4. Faire cuire 10 min au four, sur la plaque recouverte de papier sulfurisé. Déguster arrosé de jus de citron.

JOUR 2

Petit-déjeuner

Café ou thé sans sucre

60 g de pain complet

25 g de comté

2 tranches de jambon

1 orange

Déjeuner

Galettes de quinoa

200 g de pousses de haricot mungo et 200 g de chair de crabe, à la coriandre, jus de citron et 1 c. à s. d'huile combinée

2 petits-suisses nature (3-4 % de MG) + cannelle

Dîner

200 g de rôti de dinde avec 1 c. à c. de béarnaise ou tartare ou mayonnaise

200 g de courgettes poêlées avec 1 c. à c. d'huile d'olive et basilic

30 g de pain complet

1 yaourt nature (3-4 % de MG) + quelques gouttes d'eau de fleur d'oranger

1 pomme

LA RECETTE PHARE DU JOUR 2

Galettes de quinoa

Ingrédients pour 1 personne – 25 g de quinoa cru – 3 fois le volume de quinoa en eau – ¼ de cube de bouillon de légumes dégraissé – ¼ d'échalote – 10 g de farine de soja ou pois chiches – 15 g de seigle complet – 1 c. à c. d'huile d'olive – Sel, poivre – 1 pincée de noix de muscade râpée – 1 c. à c. de persil haché

1. Ciseler l'échalote et la faire revenir à sec dans une casserole à revêtement antiadhésif. Ajouter le quinoa, le faire revenir 2 min, puis verser le bouillon de légumes (eau + cube). Baisser légèrement le feu et laisser cuire 15 min.
2. Assaisonner en fin de cuisson, parsemer de persil haché et écraser légèrement la préparation à la fourchette. Incorporer enfin la farine.
3. Griller le pain et le mixer en chapelure fine.
4. Former des galettes (de la taille d'une bouchée), les passer dans la chapelure, puis les faire revenir avec l'huile d'olive dans une poêle à revêtement antiadhésif, jusqu'à ce qu'elles soient dorées sur les deux faces. Servir sans attendre.

JOUR 3

Petit-déjeuner

Café ou thé sans sucre

4 tartines au seigle riches en fibres

40 g de fromage frais à tartiner

5 tranches de viande des Grisons

1 poire

Déjeuner

200 g de bar en papillote avec 1 c. à s. de crème entière safranée

Velouté de potimarron et patate douce au lait de coco

1 yaourt nature non sucré + cannelle

Dîner

Salade de mâche (100 g), champignons émincés (100 g) et gésiers de canard (200 g) + vinaigrette avec 1 c. à s. d'huile de noix

30 g de pain complet

2 petits-suisses nature (3-4 % de MG) + vanille

2 fruits de la passion

LA RECETTE PHARE DU JOUR 3

Velouté de potimarron et patate douce au lait de coco

Ingrédients pour 1 personne – 200 g de potimarron – 150 g de patate douce – ½ oignon – ½ cube de bouillon de volaille dégraissé – 2 cm de tige de citronnelle émincée – 2 c. à s. de lait de coco

1. Éplucher le potimarron, le couper en gros cubes. Éplucher et tailler la patate douce en dés. Préparer le bouillon avec 300 ml d'eau environ et le cube émietté.
2. Dans une cocotte à pression faire revenir l'oignon émincé avec la citronnelle 2 à 3 min à sec. Ajouter les cubes de potimarron et de patate douce.
3. Arroser de bouillon, saler et poivrer, puis laisser cuire 15 min sous pression.
4. Mixer avec le lait de coco jusqu'à ce que le potage ait un bel aspect velouté et ajouter de l'eau pour ajuster la texture. Servir bien chaud.

JOUR 4

Petit-déjeuner

Café ou thé sans sucre
60 g de pain pumpernickel
10 g de beurre
1 fromage blanc (3-4 % de MG) + cannelle
200 g de mélange de fruits rouges

Déjeuner

Concombres à la menthe fraîche, avec 1 c. à s. de crème entière

200 g de tranches de bacon émincées et 150 g de pois cassés, poêlés avec 1 c. à s. d'huile combinée

2 petits-suisses nature (3-4 % de MG) + quelques gouttes d'eau de fleur d'oranger

Dîner

200 g de rôti de veau au four à la coriandre
Chou chinois sauté à la sauce soja
30 g de pain complet
1 yaourt nature non sucré + vanille
2 prunes

LA RECETTE PHARE DU JOUR 4

Chou chinois sauté à la sauce soja

Ingrédients pour 1 personne – 200 g de chou chinois – 1 c. à s. de sauce soja – 1 c. à s. de gingembre frais – 1 c. à s. d'huile de sésame – ½ oignon – Poivre

1. Éplucher et émincer l'oignon. Détacher les feuilles du chou chinois et les couper en larges lanières.
2. Faire chauffer l'huile dans une sauteuse à revêtement antiadhésif ou dans un wok et y faire dorer l'oignon émincé avec le gingembre sans cesser de remuer.
3. Ajouter les feuilles de chou et laisser cuire 2-3 min tout en continuant à remuer.
4. Assaisonner de sauce soja et de poivre. Servir sans attendre.

JOUR 5

Petit-déjeuner

Café ou thé sans sucre

60 g de pain pumpernickel

10 g de beurre

2 tranches de jambon sec dégraissé

1 pomelo

Déjeuner

Radis au fromage blanc

200 g de moules poêlées à l'ail et aux fines herbes avec 1 c. à s. de crème entière

150 g de boulgour (poids cuit)

1 poire

Dîner

200 g de filet de poulet poêlé avec 1 c. à s. de pesto

200 g de courgettes vapeur au coulis de tomate

30 g de pain complet

1 yaourt nature non sucré + cannelle

LA RECETTE PHARE DU JOUR 5

Radis au fromage blanc

Ingrédients pour 1 personne - 200 g de radis roses - 100 g de fromage blanc (3-4 % de MG) - 1 c. à s. d'huile de noix - ½ échalote - 1 c. à c. de persil haché - 1 c. à c. de ciboulette ciselée - Sel, poivre

1. Laver les radis, les couper en fines rondelles.
2. Émincer l'échalote, mélanger avec le fromage, l'huile et les herbes ciselées. Saler, poivrer.
3. Ajouter les radis, mélanger et consommer bien frais.

JOUR 6

Petit-déjeuner

Café ou thé sans sucre

50 g de céréales au son + 150 ml de lait demi-écrémé + 1 pomme coupée en dés

2 tranches de jambon

Déjeuner

½ avocat en dés, 200 g de crevettes et 1 c. à s. de mayonnaise

60 g de pain pumpernickel

25 g de camembert

Dîner

Foie de veau aux épices

200 g de brocolis poêlés à l'ail avec 1 c. à c. d'huile d'olive

30 g de pain complet

200 g de mélange de fruits rouges en compotée à la cannelle

LA RECETTE PHARE DU JOUR 6

Foie de veau aux épices

Ingrédients pour 1 personne – 200 g de foie de veau en tranches assez fines – 2 petits-suisses nature à 3-4 % de MG – 1 c. à s. de gingembre frais râpé – 1 pincée de graines de moutarde – 1 c. à c. de moutarde – 1 c. à c. d'huile combinée – Sel, poivre 5 baies

1. Mélanger les petits-suisses avec toutes les épices sauf le gingembre, puis badigeonner le foie avec cette préparation, réserver au frais pendant 1 heure.
2. Dans un wok ou une sauteuse à revêtement antiadhésif, à feu doux, faire fondre le gingembre à sec et le réserver sur une assiette. Ajouter un peu d'eau si besoin.
3. Égoutter bien les morceaux de foie en réservant la marinade.
4. Faire chauffer l'huile dans la poêle et y dorer les tranches de foie.
5. Ajouter le gingembre et la marinade, puis laisser chauffer quelques minutes. Servir sans attendre.

JOUR 7

Petit-déjeuner

Café ou thé sans sucre

60 g de pain pumpernickel

25 g d'emmental

1 œuf à la coque

1 orange

Déjeuner

Tomates farcies

150 g de riz sauvage (poids cuit) avec 10 g de beurre

1 yaourt nature non sucré + vanille

Dîner

200 g de rôti de porc dans le filet avec 1 c. à c. de sauce béarnaise

200 g d'endives en vinaigrette avec 1 c. à s. d'huile de noix

30 g de pain complet

2 petits-suisses nature (3-4 % de MG) + vanille

1 pomme

LA RECETTE PHARE DU JOUR 7

Tomates farcies

Ingrédients pour 1 personne – 2 grosses tomates à farcir – 125 g de viande hachée de bœuf à 5 % de MG– ½ oignon – ½ gousse d'ail – 1 c. à c. de persil haché – Sel, poivre en grains

1. Préchauffer le four à 210 °C (th. 7).
2. Laver les tomates, couper le chapeau, puis les évider.
3. Dans un saladier, mélanger la viande avec l'oignon réduit en purée à l'aide du mixeur, l'ail écrasé, le persil. Saler, poivrer.
4. Garnir les tomates de ce mélange et les disposer dans un plat de cuisson. Faire cuire 35 min au four chaud. Servir sans attendre.

JOUR 1

Petit-déjeuner

Café ou thé sans sucre

4 tartines au seigle riches en fibres

40 g de fromage frais à tartiner

5 tranches de viande des Grisons

1 poire

Déjeuner

200 g de tomates en vinaigrette avec 1 c. à s. d'huile d'olive

200 g de filet de julienne en papillote avec 1 c. à s. de crème entière citronnée

150 g de quinoa (poids cuit)

1 yaourt nature non sucré + vanille

Dîner

Salade tiède d'asperges vertes

30 g de pain complet

100 g de fromage blanc nature (3-4 % de MG)

150 g de papaye

LA RECETTE PHARE DU JOUR 1

Salade tiède d'asperges vertes

Ingrédients pour 1 personne – 200 g d'asperges vertes – 1 œuf – 120 g de filet de bacon en tranches – 1 c. à c. de persil haché – 1 c. à s. d'huile combinée – 1 c. à s. de vinaigre de cidre – Sel, poivre

1. Cuire les asperges à l'eau bouillante salée jusqu'à ce qu'elles soient tendres. Faire cuire l'œuf 10 min dans de l'eau bouillante.
2. Dans une poêle à revêtement antiadhésif, faire griller les tranches de bacon à sec.
3. Laisser tiédir les asperges et les mettre dans une belle assiette.
4. Écaler et écraser l'œuf dur. Couper les tranches de bacon en fines lanières.
5. Répartir l'œuf écrasé et les lanières de bacon sur les asperges, ajouter le persil, du poivre et de la fleur de sel. Napper d'huile et de vinaigre. Déguster tiède.

JOUR 2

Petit-déjeuner

Café ou thé sans sucre

60 g de pain pumpernickel

10 g de beurre

40 g de saumon fumé

1 orange

Déjeuner

Salade de lentilles au tofu fumé

2 petits-suisses nature (3-4 % de MG) + vanille

Dîner

200 g de cuisse de dinde rôtie sans la peau + 1 c. à c. de béarnaise

200 g de blettes poêlées à l'ail et au persil avec 1 c. à s. d'huile l'olive

30 g de pain complet

1 yaourt nature non sucré + vanille

¼ d'ananas frais

LA RECETTE PHARE DU JOUR 2

Salade de lentilles au tofu fumé

Ingrédients pour 1 personne – 150 g de lentilles cuites – 100 g de tomates – 100 g de roquette – 100 g de tofu fumé – 25 g de feta – 1 c. à s. d'huile de colza – 1 c. à s. de vinaigre de cidre – 1 c. à c. de moutarde – ½ échalote – ½ oignon – Persil, menthe

1. Peler et émincer l'oignon. Ciseler les herbes. Couper la tomate et la feta en dés.
2. Dans un saladier, préparer une vinaigrette avec la moutarde, l'huile, le vinaigre, l'échalote hachée et les fines herbes.
3. Faire griller le tofu dans une poêle sans matière grasse. Laisser tiédir.
4. Mettre tous les ingrédients dans le saladier avec la vinaigrette. Mélanger intimement. Déguster tiède.

JOUR 3

Petit-déjeuner

Café ou thé sans sucre

50 g de céréales au son + 150 ml de lait demi-écrémé

1 œuf dur

150 g de pomelo exotique

Déjeuner

Roulé de jambon de poulet

Salade de jeunes pousses (200 g), pois chiches (150 g) et fruits rouges (200 g), sauce à l'huile sésame (1 c. à s.) et crème entière à la cannelle

Dîner

200 g de noix de veau à la sauce tomate

200 g de champignons poêlés avec 1 c. à s. d'huile d'olive

30 g de pain pumpernickel

2 petits-suisses nature (3-4 % de MG) + vanille

LA RECETTE PHARE DU JOUR 3

Roulé de jambon de poulet

Ingrédients pour 1 personne – 2 tranches de jambon de poulet – 2 petits-suisses nature (3-4 % de MG) – ½ gousse d'ail – 1 c. à c. de persil ciselé – 1 c. à c. de ciboulette ciselée – Sel, poivre – Cure-dents

1. Mélanger les petits-suisses avec l'ail écrasé, les fines herbes ciselées finement. Saler et poivrer.
2. Étaler les tranches de jambon de poulet et les tartiner avec le mélange au petit-suisse.
3. Rouler chaque tranche de jambon de poulet, emballer de papier film et réserver au congélateur 15 min.
4. À la sortie du congélateur, couper en tronçons.

JOUR 4

Petit-déjeuner

Café ou thé sans sucre

4 tartines au seigle riches en fibres

Rillettes de thon diététiques

1 poire

Déjeuner

1 artichaut vapeur avec 1 c. à s. de crème fraîche entière vinaigrée

200 g de filet de sole au paprika et au jus de citron

150 g de quinoa (poids cuit), avec 10 g de beurre

1 fromage blanc nature (3-4 % de MG) + cannelle

Dîner

200 g de chou vert braisé au bouillon de légumes avec 1 c. à s. d'huile d'olive

200 g de viande hachée à 5 % de MG

30 g de pain complet

1 yaourt nature classique non sucré + 2 fruits de la passion

LA RECETTE PHARE DU JOUR 4

Rillettes de thon diététiques

Ingrédients pour 1 personne - 125 g de thon au naturel - 40 g de fromage frais à tartiner - Le jus d'¼ de citron - ½ échalote - ½ c. à c. de moutarde - 1 c. à c. de persil haché - 1 c. à c. de câpres - Sel, poivre

1. Ciseler l'échalote.
2. Dans un bol, écraser à la fourchette le thon, le fromage frais, l'échalote, le jus de citron, la moutarde, le persil, un peu de sel et de poivre.
3. Mélanger pour rendre la préparation homogène.

JOUR 5

Petit-déjeuner

Café ou thé sans sucre

60 g de pain pumpernickel

25 g d'emmental

1 œuf à la coque

2 clémentines

Déjeuner

Gaspacho complet

60 g de pumpernickel

2 petits-suisses nature (3-4 % de MG) + vanille

Dîner

200 g de crevettes poêlées au curry et coriandre, avec 200 g de pousses de soja et 4 c. à s. de lait de coco

30 g de pain complet

1 yaourt nature classique non sucré

¼ d'ananas frais

LA RECETTE PHARE DU JOUR 5

Gaspacho complet

Ingrédients pour 1 personne – 150 g de tomates pelées au jus – 50 g de concombre – 1 œuf dur – 100 g de jambon cru dégraissé – ½ gousse d'ail – ½ c. à c. de piment d'Espelette – Herbes fraîches : thym, coriandre, ciboulette, basilic – 1 c. à s. d'huile d'olive – 1 c. à s. de vinaigre de Xérès – Sel, poivre

1. Peler et écraser l'ail. Ciseler les herbes fraîches. Couper le concombre en petits dés.
2. Mixer les tomates pelées avec une partie de leur jus, l'ail, le piment, l'huile, le vinaigre. Rectifier l'assaisonnement et réserver au frais.
3. Hacher l'œuf dur. Couper le jambon en fines lanières.
4. Servir le gaspacho dans une assiette creuse recouvert de dés de concombre, œuf dur haché, lanières de jambon et herbes ciselées.

JOUR 6

Petit-déjeuner

Café ou thé sans sucre

50 g de céréales au son

100 g de fromage blanc nature (3-4 % de MG)

2 tranches de jambon de poulet

1 poire

Déjeuner

200 g de rôti de dinde froid

100 g de fleurettes de chou-fleur cru et 100 g de bâtonnets de concombre

Houmous

1 yaourt nature non sucré + cannelle

Dîner

200 g de chair de crabe avec 1 c. à c. de mayonnaise

100 g d'avocat + 100 g de laitue ciselée + 1 pomelo en quartiers pelé à vif, avec 1 c. à s. d'huile de colza

30 g de pain pumpernickel

100 g de fromage blanc nature (3-4 % de MG)

LA RECETTE PHARE DU JOUR 6

Houmous

Ingrédients pour 1 personne – 150 g de pois chiches en conserve – 1 petit-suisse nature (3-4 % de MG) – Le jus d'½ citron – ½ de gousse d'ail – 1 c. à s. d'huile d'olive – 1 pincée de cumin – 1 c. à c. de persil haché – Sel, poivre

1. Presser la gousse d'ail. Dans un robot, mixer les pois chiches égouttés, le petit-suisse nature, le jus de citron et l'assaisonnement.
2. Décorer avec un peu de persil, réserver au frais.

JOUR 7

Petit-déjeuner

Café ou thé sans sucre

4 tartines au seigle riches en fibres

40 g de fromage frais à tartiner

5 tranches de viande des Grisons

2 kiwis

Déjeuner

200 g d'asperges en vinaigrette avec 1 c. à s. d'huile combinée

200 g de filet de flétan en papillote

150 g de riz sauvage (poids cuit), avec 5 g de beurre

1 yaourt nature non sucré + cannelle

Dîner

200 g de rosbif froid avec 1 c. à c. de sauce mayonnaise

250 g de poireaux émincés vapeur

30 g de pain pumpernickel

Panna cotta à la framboise

LA RECETTE PHARE DU JOUR 7

Panna cotta à la framboise

Ingrédients pour 1 personne - 40 ml de lait de coco - 60 ml de lait demi-écrémé- 2 cm de gousse de vanille - ½ feuille de gélatine - 200 g de framboises - 2 feuilles de menthe - ¼ de citron vert

1. Préparer le coulis de framboises : mixer les framboises avec la menthe, le jus et un peu de zeste de citron. Passer au tamis pour enlever les petits grains. Verser la moitié du coulis au fond d'un petit pot ou d'une verrine et réserver le reste au frais.
2. Mettre la gélatine à refroidir dans un bol d'eau froide.
3. Verser le lait de coco et le lait dans une casserole, fendre la gousse de vanille en deux et gratter les graines, les mettre dans la casserole et chauffer à feu moyen.
4. Dès le début de l'ébullition, retirer la casserole du feu, retirer la gousse de vanille et ajouter la feuille de gélatine sans cesser de remuer pour bien la dissoudre.
5. Remplir le petit pot avec la préparation, verser doucement afin que la crème ne se mélange pas au coulis de framboises. Réserver au frais jusqu'à ce que la préparation soit bien prise. Servir bien frais avec le reste de coulis.

- 6 -
LE SYSTÈME DE RELANCE : UN JEÛNE DÉTOX COURT

Dans tous les régimes il y a des phases de ralentissement, voire des paliers qui peuvent nous décourager de poursuivre. Que ce soit à cause d'un relâchement dans le programme, d'erreurs dont nous ne nous rendons pas compte, d'un ralentissement lié à la perte de poids, le résultat est le même : l'abandon.

Pour dépasser ces phases critiques, j'ai imaginé un programme de relance court et efficace, qui repose sur une détox express. Il ne doit pas dépasser 3 jours.

Ce programme peut aussi être utilisé en phase d'attaque par les personnes qui souhaitent maigrir vite dès les premiers jours pour trouver une émulation. Sans tomber dans l'excès d'un jeûne total, on peut utiliser cette séquence de deux à trois jours qui prévoit une alimentation très réduite en conservant l'indispensable.

Enfin, il convient aussi en cas d'écart. Car, je le répète, il est naturel de faire quelques écarts au cours d'un régime.

Pour compenser, il suffit d'une journée du programme de détox pour que tout rentre dans l'ordre, à condition qu'il s'agisse d'une vraie entorse : un repas de fête ou une soirée très conviviale. En cas de petits écarts, il faut attendre d'en avoir fait plusieurs (un gâteau le lundi, quatre carrés de chocolat mercredi, deux verres de vin le week-end) pour faire une journée de détox, qui suffira à vous remettre sur les rails.

Vous pouvez visionner la vidéo 6, « Le système de relance ou le jeûne détox ».

Le programme du jeûne détox

Petit-déjeuner

Café, thé ou infusion sans sucre
250 g de fromage blanc nature OU 2 yaourts nature OU 4 petits-suisses nature
1 c. à c. de graines de chia OU de lin

Déjeuner

3 blancs d'œufs OU 1 portion de viande maigre OU 1 filet de poisson maigre (voir sélection p. 134), cuits sans matières grasses
200 g de légumes (voir sélection p. 136) crus OU cuits à l'eau
Bouillon de cuisson des légumes peu salé à volonté
1 laitage 0 % de MG + vanille/cannelle

Dîner

3 blancs d'œufs OU 1 portion de viande maigre OU 1 filet de poisson maigre (voir sélection p. 134), cuits sans matières grasses
200 g de légumes (voir sélection p. 136) crus OU cuits à l'eau
Bouillon de cuisson des légumes peu salé à volonté
1 laitage 0 % de MG + vanille/cannelle

À volonté

Pendant cette phase de relance, on peut consommer à volonté du bouillon de légumes (l'eau de cuisson des légumes, que vous salerez très peu) pour profiter de ses minéraux et modérer l'appétit.
On peut boire à volonté de l'eau et des boissons chaudes (thé, café, tisanes), sans sucre ni édulcorants.
Idéalement, essayez de consommer tous les jours le jus d'un citron.

➔ Pour le jeûne détox

Pour potentialiser les effets de ce programme de relance, choisissez impérativement légumes et protéines maigres dans les listes des aliments à privilégier (p. 133 et suivantes). Et pensez aussi aux aides culinaires, épices et herbes aromatiques (p. 143 et suivantes).

FORMULE OMELETTE BLANCHE

3 blancs d'œufs battus en omelette avec fines herbes et épices au choix + 100 g de légumes précuits (voir sélection p. 136), cuisson à feu moyen dans une poêle à revêtement antiadhésif sans ajout de matières grasses

À consommer avec 100 g de légumes (voir sélection p. 136) crus OU cuits

1 laitage 0 % de MG + vanille/cannelle

Exemples : omelette champignons-ciboulette, omelette poireaux-noix de muscade, omelette épinards-curry.

FORMULE SALADE COMPOSÉE

3 blancs d'œufs durs émiettés + 200 g de crudités (voir sélection p. 136) au vinaigre ou jus de citron
1 laitage 0 % de MG + vanille/cannelle

Exemples : tomates, salades vertes variées, asperges, champignons, choux émincés, etc.

FORMULE VIANDE

1 portion de viande ou de volaille maigre (voir sélection p. 134) cuite sans matières grasses + 200 g de légumes (voir sélection p. 136) cuits sans matières grasses

1 laitage 0 % de MG + vanille/cannelle

Exemples : 1 blanc de poulet, 4 tranches de blanc de volaille, 4 tranches de jambon découenné dégraissé, 10 tranches de viande des Grisons.

FORMULE POISSON

1 filet de poisson maigre (voir sélection p. 134) + 200 g de légumes (voir sélection p. 136), le tout cuit sans matières grasses

1 laitage 0 % de MG + vanille/cannelle

Exemples : 200 g de filet de bar, de lieu noir, de raie, de merlan, de perche ou de merlu, cuit à la vapeur.

FORMULE VELOUTÉ

1 bol de velouté épais de légumes (voir sélection p. 136), préparé sans matières grasses

3 blancs d'œufs durs émiettés OU 1 portion de viande, volaille ou poisson maigre (voir sélection p. 134), cuits sans matières grasses

1 laitage 0 % de MG + vanille/cannelle

Exemples : velouté de tomates au cumin et blancs d'œufs durs émiettés, velouté d'asperges safrané et filet de poisson, velouté de champignons persillés et filet de poulet.

FORMULE VÉGÉTARIENNE

150 g de tofu nature en dés, cuit dans un bouillon de légumes peu salé

200 g de légumes (voir sélection p. 136) cuits sans matières grasses, puis ajoutés au bouillon

1 laitage 0 % de MG + vanille/cannelle

Exemples : tofu aux champignons à la citronnelle, tofu aux pousses de bambou et chou chinois à la coriandre, tofu aux dés de navets au gingembre.

LA RECETTE DE BASE

Bouillon de légumes maison

Ingrédients pour 500 ml de bouillon – 500 ml d'eau – 200 g de légumes frais ou surgelés nature au choix : poireau, céleri branche, fenouil, navet... – ½ oignon – 1 branche de thym – 1 feuille de laurier – 2 clous de girofle – 2 grains de poivre noir

1. Laver et préparer tous les légumes, puis les tailler en morceaux réguliers.
2. Les déposer dans une cocotte avec la branche de thym, la feuille de laurier, les clous de girofle et les grains de poivre. Verser l'eau.
3. Couvrir et laisser cuire environ 45 min à feu moyen, en surveillant la cuisson. Selon que vous les préférez al dente ou bien cuits, vous pouvez diminuer ou augmenter le temps de cuisson.
4. Passer le bouillon au chinois et le consommer à volonté ou l'utiliser pour certaines recettes.

- 7 -
ALIMENTS : FAIRE LES BONS CHOIX

Dans ce chapitre, vous trouverez des listes d'aliments à privilégier tout au long du régime : huiles et matières grasses, fruits peu sucrés, légumes à faible index glycémique, féculents à faible index glycémique, protéines maigres.

Je vous indique aussi, pour les fruits et légumes, ceux qu'il convient d'éviter durant tout votre programme d'amaigrissement afin de potentialiser les effets du régime.

Huiles et matières grasses à privilégier

- Huiles de colza, olive, sésame, noix, noisettes, tournesol, huiles combinées.
- Graisse d'oie ou de canard.
- Margarine et beurre.

Protéines maigres (pour 100 g)

Viande des Grisons	37,40
Porc, escalope de jambon	36,00
Chevreuil, faisan rôti	32,60
Calamar	32,50
Gésier de canard confit	32,40
Viande de veau cuite, carré, jarret, noix	31,00
Jarret de bœuf	31,00
Thon cuit	30,00
Sanglier rôti	28,30
Viande de cheval rôtie	28,10
Escalope de dinde	28,50
Steak de bœuf, tende de tranche	27,60
Magret de canard cuit à la poêle	26,70
Langouste cuite à l'eau	26,40
Filet mignon de porc	26,10
Gigot d'agneau rôti	26,00
Rognons (porc, agneau)	25,80
Viande de bœuf haché à 5 % de MG	25,50
Bœuf grillé : gîte, bavette d'aloyau, rumsteck	25,00
Mulet, perche	24,80
Filet de bacon	24,00
Bar	23,60

Blanc de poulet sans peau	23,50
Coquille Saint-Jacques cuite	23,20
Raie, lieu noir, merlan cuit	23,20
Foie d'agneau cuit	23,00
Truite, lotte, turbot	22,80
Homard cuit à l'eau	22,10
Cuisse de dinde sans la peau	21,30
Brochet, cabillaud, merlu, sole, limande-sole, carpe	21,00
Jambon de volaille en tranche	20,70
Bulot cuit	20,50
Crabe cuit à l'eau	19,30
Moules	16,50
Écrevisse	16,30
Escargot	16,00
Bigorneau	15,40
Seiche	15,00
Tofu nature	10,90
Blanc d'œuf cuit	10,30
Petits-suisses 0 %	10,00
Fromage blanc 0 %	8,00
Yaourt 0 %	5,00
Lait écrémé	3,00

Légumes conseillés (sucre en g/100 g)

Tous les légumes de cette liste ont un taux de sucre inférieur à 4 g pour 100 g.

Artichaut entier	0,99
Asperge	3,00
Avocat	3,00
Blette	2,00
Brocoli	2,80
Cardon	3,63
Céleri branche	1,50
Champignons	0,20
Chicorée	0,95
Chou-fleur cru/cuit	2,50
Chou rouge	2,90
Chou vert	3,00
Chou romanesco	2,00
Chou chinois cru	0,95
Chou chinois cuit	1,65
Concombre	1,63
Courgette	2,4
Cresson	2,00
Endive	2,50

Épinard cru	3,20
Épinard cuit	1,90
Fenouil cru	3,00
Fenouil cuit	1,60
Laitue, mâche	1,30
Navet	2,40
Oseille crue	0,30
Oseille cuite	2,90
Pâtisson	3,80
Poireaux	3,30
Potiron	1,90
Potimarron	3,00
Pousse de bambou	1,90
Pousse de haricot mungo (germes de soja)	2,30
Radis rouge	1,24
Radis noir	3,10
Tomate	1,50

Légumes à éviter (sucre en g/100 g)

Tous les légumes de cette liste ont un taux de sucre supérieur à 4 g pour 100 g.

Aubergine	4,10
Artichaut (fond)	5,00
Betterave rouge	7,00
Butternut	4,00
Carotte crue	6,60
Carotte cuite	4,90
Céleri-rave cru	5,70
Céleri-rave cuit	4,56
Chou blanc	4,7
Choux de Bruxelles	6,7
Cœur de palmier	4,03
Crosne	5,50
Haricots verts	5,08
Petits pois	8,30
Pois gourmands	5,90
Poivron rouge, jaune, orange	5,70
Poivron vert	4,40
Rutabaga	4,20
Salsifis	7,00
Topinambour	12,80

Féculents et pains à privilégier

Cette liste étant plutôt contraignante, notamment en cas de repas à l'extérieur, on peut y faire une entorse deux fois par semaine maximum, en remplaçant les 200 g de féculents de cette liste par 150 g de riz blanc ou de pomme de terre bouillie.

Amarante

Boulgour

Céréales au son type All Bran

Energus 10 (pain riche en fibres)

Flageolets

Flocons d'avoine

Germe de blé,

Haricots blancs

Haricots rouges

Lentilles vertes, brunes, corail

Orge

Patate douce

Pois chiches, cuits

Pois cassés

Quinoa

Riz basmati

Riz sauvage

Sarrasin

Pain intégral

Pumpernickel (pain de seigle complet)

Vermicelles de soja

Wasa fibres

Fruits conseillés (sucre en g/100 g)

Tous les fruits de cette liste ont un taux de sucre inférieur ou égal à 11 g pour 100 g.

Abricot	9,00
Ananas	11,00
Carambole	2,90
Cassis	10,40
Citron jaune	1,69
Citron vert	2,25
Clémentine	11,00
Coing	6,30
Figue de Barbarie	10,10
Fraise	4,00
Framboise	4,20
Fruit de la passion	9,40
Groseille	6,40
Kiwi	8,44
Kumquat	9,60
Melon	6,50
Mandarine	9,70
Mûre	6,00
Nectarine ou brugnon	8,90
Orange	8,04

Pamplemousse	6,20
Papaye	9,90
Pastèque	7,30
Pêche	8,19
Poire	9,15
Pomelo	6,20
Pomme	11,00
Prune	9,60

Fruits à éviter (sucre en g/100 g)

Banane	20,50
Cerise	14,20
Raisin noir	15,00
Raisin blanc	16,10
Figue	13,40
Grenade	13,60
Kaki	13,70
Litchi	14,00
Mangue	13,50
Mirabelle	12,40

Fruits interdits

Fruits secs et fruits au sirop.

- 8 -
LIGHT ET SAVOUREUX !

Faire un régime ne vous condamne pas à des plats sans saveur. Bien au contraire. J'insiste là-dessus : avoir du plaisir à manger vous aidera à tenir bon pour atteindre votre objectif. En jouant avec les ingrédients et les ustensiles, vous obtiendrez des recettes savoureuses et saines, même sans matières grasses !

Les ustensiles indispensables

N'hésitez pas à investir dans des ustensiles permettant de varier les cuissons et de donner plus de goût.

➔ Utilisez des ustensiles à revêtement antiadhésif. Poêles, sauteuse ou wok en téflon, pierre, céramique, etc. Ils permettent de faire sauter les aliments sans ajout de matières grasses et sans risque que la préparation attache. Il faut cependant veiller à ce que le revêtement ne soit pas altéré, en raison des risques pour la santé.

Ce mode de cuisson apporte un côté croustillant et une saveur caramélisée qui excite les papilles et rend les aliments très appétissants. Évitez simplement de trop cuire les aliments : plus le temps de cuisson est court, plus les qualités nutritionnelles sont préservées.

➔ **Pensez au barbecue et au gril du four.** Ces modes de cuisson rapides ne nécessitent pas de matière grasse et apportent une saveur toute particulière.

➔ **Investissez dans un cuit-vapeur.** Ce mode de cuisson rehausse la saveur des aliments tout en préservant vitamines et minéraux. Il existe aussi des cuit-vapeur adaptés à la cuisson des féculents (rice cooker).

➔ **N'oubliez pas la cuisson à l'eau.** Elle offre un moelleux incomparable. Si vous veillez à ne pas trop saler l'eau et à ne pas faire durer la cuisson trop longtemps, les pertes en vitamines et minéraux restent modérées. Et conservez cette savoureuse eau de cuisson parfumée pour cuire une portion de viande ou un poisson sans matières grasses par la suite. Vous pourrez conserver le bouillon de cuisson pour les phases starter !

➔ **Pensez aussi à la cuisson à l'étouffée.** Il s'agit de faire cuire les légumes dans leur eau de végétation, à couvert et à feu tout doux. Ce mode de cuisson concentre les saveurs.

➔ **Le four à micro-ondes ne doit pas être laissé de côté !** Dans un plat adapté fermé hermétiquement (ajoutez un fond d'eau), cet ustensile permet des cuissons express sans ajout de graisses. Il est même utilisé par certains grands chefs.

➔ **Utilisez du papier sulfurisé ou des sachets cuisson.** Idéal pour préparer de délicieuses papillotes minute au four à micro-ondes ou au four traditionnel. Si vous en trouvez, pensez aussi aux feuilles de bananier, qui apportent en plus une douce saveur à vos préparations !

Cuisiner les féculents sans matières grasses

Pour les féculents, la cuisson à l'eau reste la plus courante. Mais vous pouvez très bien apporter un peu de saveur à vos riz, lentilles, quinoa, boulgour et autres, avec un cube de bouillon dégraissé (légumes, poule, bœuf) pour parfumer subtilement vos recettes.

Pour un riz à l'indienne sans matières grasses, voici une version détournée du pilaf : poêlez à sec le riz avec des épices (curry, curcuma), puis ajoutez de l'eau bouillante légèrement salée (on compte 1,5 volume d'eau pour 1 volume de riz).

Si vous optez pour un riz vapeur (dans un rice cooker, par exemple), vous pouvez l'accompagner de coulis de tomate ou de sauce soja. Et sachez que le rice cooker convient très bien aussi pour faire cuire légumineuses et autres céréales, comme le quinoa. Il suffit d'adapter les temps de cuisson. Consultez la notice, vous y trouverez temps de cuisson et suggestions.

Cuisiner les légumes sans matières grasses

Tous les conseils donnés pour les féculents conviennent aussi pour les légumes.

Pensez aussi aux oignons, échalotes, ail et autres aromates que vous pouvez faire revenir dans une poêle très chaude à revêtement antiadhésif, avant d'ajouter les légumes taillés en dés ou en rondelles. Mouillez au besoin avec un peu d'eau si le mélange attache.

Et surtout, une fois encore, usez et abusez des épices ! Vous pouvez les ajouter à l'eau de cuisson ou les saupoudrer directement sur les légumes, dans le panier vapeur, la poêle ou la sauteuse. Curry et courgette, cumin et carotte, muscade et potiron sont des grands classiques savoureux.

Si vous utilisez des herbes (fraîches ou surgelées selon la saison), faites d'abord cuire vos légumes à la vapeur pour les agrémenter au dernier moment : les herbes perdent leur saveur à la cuisson.

Pour les légumes en crudités, optez pour un filet de citron ou de vinaigre. Profitez-en pour découvrir de nouvelles saveurs, par exemple le vinaigre de Xérès (sur des carottes râpées), de cidre ou de tomate. Et lâchez-vous sur les herbes pour vos entrées de crudités (basilic et tomate, ciboulette et concombre, carottes râpées et coriandre).

sans oublier oignons nouveaux, ail jeune ou échalote pour donner du peps à vos salades !

Viandes et poissons : le trait final

Pour vos viandes et poissons, pensez bien sûr aux papillotes, garnies d'herbes fraîches, épices et condiments. Voici aussi une astuce toute simple pour rehausser leur saveur : poêlez-les dans un ustensile à revêtement anti-adhésif, puis déglacez avec du vinaigre de Xéres ou balsamique. Sans oublier, bien sûr, herbes et épices à volonté !

Pour accompagner une viande ou un poisson, des oignons poêlés à sec et laissés à compoter dans un trait de vinaigre balsamique suffisent à faire oublier que l'on est au régime !

Côté douceurs

Vanille et cannelle en poudre sont idéales pour aromatiser les yaourts. La cannelle peut également être utilisée dans les boissons (thé ou café) pour pallier l'absence de sucre. La réglisse liquide apporte une saveur originale.

Et si la note sucrée vous manque en fin de repas, pensez à la patate douce grillée, à consommer en guise de dessert !

Vous pouvez visionner la vidéo 7, « Parlons cuisine ».

SAUCES DE BASE

Ketchup maison

Ingrédients pour 1 litre – 2 grosses boîtes de tomates concassées ou 1 litre de coulis de tomate nature – ½ oignon haché – 10 cl de vinaigre de cidre – 1 c. à c. de cannelle en poudre – 1 c. à c. de clou de girofle – 1 c. à c. de piment de Cayenne ou de Tabasco

1. Mettre tous les ingrédients dans une casserole et porter à ébullition. Baissez le feu et laissez cuire à feu très doux environ 45 min jusqu'à réduction par moitié.
2. Mixer avec un robot. On peut faire réduire de nouveau si l'ensemble vous semble trop liquide.

Sauce barbecue maison

1. Préparer une sauce ketchup.
2. Incorporer 2 c. à s. de vinaigre de cidre, ½ gousse d'ail haché, 1 c. à s. de paprika et un peu de piment.

Sauce fraîche aux olives

Ingrédients pour 4 portions – 2 portions de fromage frais allégé – 100 g d'olives vertes dénoyautées – 2 c. à s. d'huile d'olive – 2 c. à s. de coulis de tomate – Basilic frais – Sel, poivre

1. Mettre les carrés frais, les olives et l'huile d'olive dans le bol du blender.
2. Mixer le tout, ajouter le basilic, puis donner juste quelques impulsions pour mélanger. Assaisonner. Cette sauce se déguste froide de préférence.

Sauce au vin et aux épices

Ingrédients pour 4 portions – 2 échalotes – 2 c. à s. de vinaigre de Xérès – 4 c. à s. de vin rouge – ½ c. à c. de cannelle – 1 pincée de gingembre – 2 cm de gousse de vanille – ½ cube de bouillon de bœuf dégraissé

1. Peler et hacher les échalotes, puis les faire revenir dans une poêle. Les laisser fondre légèrement avant d'ajouter le vinaigre.
2. Remuez, puis mouiller avec le vin, avant d'ajouter les épices et la gousse de vanille fendue et grattée. Laisser réduire.
3. Faire dissoudre le cube de bouillon dans 200 ml d'eau et verser dans la poêle pour déglacer la sauce. Laisser réduire à feu doux. Servir bien chaud avec une viande.

Sauce à l'anglaise

Ingrédients pour 4 portions – 1 c. à s. de moutarde – Le jus d'½ citron jaune – 4 c. à s. de sauce Worcestershire – Quelques câpres – 1 pincée d'herbes de Provence – Sel, poivre

1. Dans un petit bol, mélanger la moutarde avec le jus de citron, la sauce Worcestershire, 1 pincée de sel et de poivre. Goûter pour rectifier au besoin l'assaisonnement.
2. Parsemer d'herbes de Provence et de quelques câpres hachées. À déguster chaud ou froid.

Sauce piquante

Ingrédients pour 4 portions – 1 grosse tomate fraîche ou 1 petite boîte de tomates concassées – 6 brins de persil – 1 brin de thym frais – 1 gousse d'ail – 30 g de pignons de pin – 2 c. à s. d'huile d'olive – 4 cornichons – 1 c. à s. de vinaigre de cidre – 1 pincée de piment d'Espelette – Sel, poivre

1. Laver les herbes fraîches et la tomate ; couper cette dernière en petits dés. Éplucher la gousse d'ail.
2. Faire griller les pignons de pin à sec dans une poêle, puis laisser refroidir.
3. Mixer les herbes, l'ail et les cornichons.
4. Mélanger avec la tomate, le piment, le vinaigre, l'huile d'olive et les pignons. Saler et poivrer. À déguster chaud ou froid.

Crème à l'indienne

Ingrédients pour 4 portions – 4 c. à s. de crème entière – 1 c. à c. de curry – 1 pincée de paprika – 1 bouquet de coriandre fraîche – 1 gousse d'ail

1. Peler et écraser la gousse d'ail.
2. Mettre la crème dans un bol, puis ajouter l'ail haché, les épices et la coriandre ciselée. À déguster chaud ou froid, par exemple avec du riz vapeur et du poulet !

- 9 -
VOUS SORTEZ ? LE RÉGIME CONTINUE !

Pour votre pause déjeuner ou un déjeuner de travail, voici quelques pistes pour gérer ce type de repas sans vous laisser prendre de court.

Vous pouvez visionner la vidéo 8, « Les occasions exceptionnelles ».

Composer des repas à emporter

Formules sandwich

Sandwich jambon-beurre : 60 g de pain complet ou intégral + 10 g de beurre + 200 g de jambon blanc découenné dégraissés + salade
100 g de tomates cerises
1 yaourt nature non sucré

Sandwich thon-tomate : 60 g de pain complet ou intégral + 40 g de fromage frais à tartiner + 200 g de thon + tomates
100 g de radis
100 g de fromage blanc nature (3-4 % de MG)

Sandwich crabe-mayo : 60 g de pain complet ou intégral + 1 c. à s. de mayonnaise + 200 g de chair de crabe + endives
100 g de bâtonnets de concombre
1 yaourt nature non sucré

Formules salade

Salade au thon : 200 g de thon émietté, 150 g de lentilles, 50 g de laitue, 150 g de tomates, vinaigrette avec 1 c. à s. d'huile de sésame
1 yaourt nature non sucré + zestes de citron

Salade œuf-jambon : 1 œuf dur, 150 g d'allumettes de jambon, 150 g de riz sauvage, 200 g d'endives, vinaigrette avec 1 c. à s. d'huile d'olive
100 g de fromage blanc nature (3-4 % de MG) + vanille

Salade aux crevettes : 200 g de crevettes, 150 g de haricots rouges, 100 g de pousses de soja, 100 g d'avocat, vinaigrette avec 1 c. à s. d'huile de colza
2 petits-suisses nature (3-4 % de MG) + cannelle

Au restaurant

Restaurant japonais

1 soupe miso
1 salade de chou
10 sashimis + 1 petit bol de riz nature OU 12 sushis OU 12 makis.
1 café, thé ou infusion sans sucre

Cuisine traditionnelle

Crudités-vinaigrette OU 6 crevettes OU 6 huîtres avec 1 c. à c. de mayonnaise ou 5 g de beurre OU 1 tranche de foie gras
1 portion de viande maigre ou de poisson maigre avec 2 c. à s. de sauce
6 c. à s. de féculents ou de légumes s'il n'y a pas les bons féculents
1 verre de vin
1 café, thé ou infusion sans sucre

- 10 -
LA STABILISATION

Dieu sait combien j'ai horreur de ce mot, qui sert tellement à tous les médecins. Je ne compte plus le nombre de fois où des patients m'ont affirmé qu'ils avaient repris du poids parce qu'ils n'avaient pas suivi la phase de stabilisation à la fin du régime. Cet argument a servi à toute une catégorie de soignants qui pouvaient ainsi s'exonérer de leurs responsabilités dans les récidives de prise de poids.

Je l'ai déjà dit: dans la majorité des cas, le surpoids est chronique et récidivant. Une fois que vous avez fini un régime, vous êtes en contrôle diététique jusqu'à la fin de vos jours.

En quoi consiste concrètement la stabilisation? Dans cette phase de sortie de régime, on propose généralement de remonter progressivement le niveau énergétique de l'alimentation jusqu'à atteindre le palier où il n'y a ni prise ni perte de poids. L'exercice est fastidieux, car il impose de contrôler en permanence les calories, les repas, la préparation des plats. Chez certaines personnes extrêmement précautionneuses et très rigoureuses, cela peut marcher. En réalité, le seul intérêt de la stabilisation réside dans le fait que l'observance régulière de contraintes alimentaires est une source de motivation.

Oui à la liberté alimentaire

Je préfère quant à moi miser sur le principe de liberté alimentaire. Certes, il a beaucoup nui aux États-Unis, car il a permis aux Américains de se lâcher, tant dans la consommation alimentaire de la population que dans les produits inventés par l'industrie agroalimentaire. Le résultat ? Un pays dont la population est globalement en surpoids, avec une obésité qui touche 25 % des Américains. Mais c'est pourtant la liberté alimentaire que je préconise en sortie de régime.

Elle repose sur un constat simple : quand on fait le bilan de ce que l'on a mangé sur une semaine, il y a de nombreux repas qui peuvent être considérés comme des repas de régime ou à résonance diététique, sans forcément être restrictifs.

Donc, selon moi, la meilleure technique consiste à prendre progressivement un peu plus de liberté à mesure que l'on progresse dans son régime.

Un repas libre, pour moi, c'est un repas que je ne considère pas comme un écart, donc un repas qui contient deux plats au choix sur trois. On peut par exemple prendre le hors-d'œuvre qui nous fait plaisir (même une tranche de foie gras !), suivi d'un plat en sauce. Comme on a consommé le crédit des deux plats libres, on termine par un yaourt nature ou un fruit. Autre option : les deux plats libres sont le plat principal et le dessert, ce qui impose de prendre par exemple une salade verte ou des crudités très peu assaisonnées en hors-d'œuvre et de supprimer le pain.

Dès qu'on dépasse ce modèle des deux plats libres, on sort du cadre d'un repas « normal » pour entrer dans le cadre « écart ». Une tranche de foie gras, suivie d'une viande en sauce avec des pommes de terre sautées, puis d'un éclair au chocolat constitue un repas gourmand, pas un repas « normal ». On rentre alors dans le système de la récupération, dont j'ai déjà parlé (voir chapitre 6), qui impose de gérer l'écart par une phase détox. Et ce, même quand on se trouve en phase de « stabilisation ».

En général, je demande à mes patients d'augmenter progressivement le nombre de repas libres. Concrètement, cela consiste à conserver 11 repas strictement « régime » sur les 14 que compte une semaine et à s'accorder 3 repas totalement libres, soit successifs, soit répartis dans la semaine. Cette phase dure 2 semaines.

Ensuite, on augmente progressivement les repas libres pour passer d'abord à 5 repas libres sur une semaine. Par exemple, on peut s'accorder un week-end sans surveillance particulière à compter du vendredi soir. Il est certain que le poids sur la balance, le lundi matin, aura augmenté, mais il devrait être revenu à son niveau initial le vendredi suivant. C'est en quelque sorte une méthode de stabilisation.

On continue ensuite de la sorte jusqu'à arriver à un repas libre par jour et un repas contrôlé par jour.

Il s'agit d'une méthode totalement empirique et le seul critère de surveillance sera le poids sur la balance. Certaines personnes continueront à maigrir, même avec 7 repas libres par semaine. Tant mieux pour elles ! D'autres ne pourront pas dépasser 3 repas libres par semaine. Je suis désolé pour elles, mais elles doivent accepter cette vérité : il y aura une reprise de poids dès la reprise d'une alimentation normale. C'est injuste, mais c'est comme ça : chaque organisme est unique.

Pour maîtriser ce système et savoir quand on a trouvé son point d'équilibre, il faut se fier à sa balance.

Pour clore ce chapitre, je veux rappeler qu'il n'y a pas d'amaigrissement définitif sans contrôle permanent de

➔ Une autre technique de « sortie de régime »

Elle consiste à ne pas admettre une prise de poids de plus de 1 kg, à condition qu'elle soit présente sur deux pesées successives. Pesez-vous le lundi, puis le mercredi ou le jeudi. Vous avez pris 1 kg ? Ne faites rien. Attendez de vous peser le dimanche, et si ce kilo en plus est toujours là, vous n'avez pas d'autre solution que de reprendre le régime.

son alimentation. Certains évoquent le risque d'orthorexie[4], mais je m'en moque ! Car la meilleure façon de ne pas reprendre du poids, c'est de n'admettre aucune prise de poids trop importante. Dès que vous aurez dépassé 3 ou 4 kg de reprise de poids, vous serez condamné à refaire un régime. Dans les mêmes conditions que précédemment, avec une motivation forte, des stratégies pour renforcer sa détermination et beaucoup de courage, car on sait que le moment le plus difficile est de s'engager dans le combat. Voilà pourquoi il faut intervenir le plus tôt possible dès que l'on remarque sur sa balance une « sortie de route ».

Vous pouvez visionner la vidéo 9, « Le mythe de la stabilisation ».

4. Il s'agit d'un trouble du comportement alimentaire qui se traduit par la recherche obsessionnelle d'une alimentation saine.

PARTIE III

PETIT MANUEL D'ÉDUCATION NUTRITIONNELLE

Avec ce « Petit manuel d'éducation nutritionnelle », j'ai volontairement adopté une approche simple et concrète. Il vous explique comment fonctionne le processus d'assimilation des aliments : ce n'est pas un traité de nutrition, mais un guide que j'ai voulu clair et précis pour vous aider à mieux appréhender ce qui se joue dans l'organisme quand nous mangeons. Accompagnée de tableaux pratiques, cette partie vous propose des définitions simples des notions-clés de la nutrition tout en vous permettant de mieux comprendre les choix mis en œuvre dans le régime que je vous propose.

Avant de poursuivre votre lecture, vous pouvez visionner la vidéo 10 pour mieux comprendre comment j'ai conçu ce « Petit manuel d'éducation nutritionnelle ».

- 11 -
LES NUTRIMENTS

Le fonctionnement de l'organisme et son développement exigent un apport constant de matière et d'énergie, qui lui est fourni par ce que l'on appelle les nutriments. On les divise en quatre familles.

➔ **Les macronutriments : lipides, glucides et protéines.** Ils soutiennent les fonctions fondamentales de l'organisme, en particulier la fourniture d'énergie et la structure du corps.

➔ **Les micronutriments : vitamines, oligoéléments et minéraux.** Ces molécules interviennent dans la plupart des réactions chimiques ou biologiques.

➔ **L'eau.** Substance fondamentale dont le corps ne peut se passer, elle intervient dans quasiment toutes les réactions chimiques et biologiques de l'organisme.

➔ **Les fibres.** On a tendance à les oublier, pourtant les découvertes récentes sur l'intestin ont montré qu'elles jouent un rôle clé dans l'organisme.

Les macronutriments

Les protéines

Leur rôle est double : ce sont les briques de l'organisme, sa structure (peau et organes), mais elles assurent aussi son fonctionnement, car elles sont indispensables à la fabrication des hormones, des anticorps et des enzymes, ainsi que dans de très nombreux processus, comme la coagulation ou encore la fabrication des anticorps pour nous protéger des infections. Donc, pas de vie sans protéines.

Une protéine est une grosse molécule constituée de protéines plus petites que l'on appelle les **acides aminés**. Il existe deux types d'acides aminés : ceux qui sont **essentiels**, car notre corps ne sait pas les fabriquer, et ceux qui sont dits **non essentiels**, que le corps fabrique à partir des acides aminés essentiels.

Le corps humain compte 20 acides aminés incorporés dans les protéines. En comparaison, l'insuline en contient 51 et l'hémoglobine du sang 574 !

Les **protéines complètes** contiennent les huit acides aminés indispensables. On les trouve essentiellement dans les aliments d'origine animale : viande (rouge ou blanche), charcuterie, poissons, œufs, produits laitiers et fromage. La quantité de protéines y est en générale importante : entre 10 et 25 %.

À l'inverse, on parle de **protéines incomplètes** quand elles n'apportent pas tous les acides aminés essentiels. Ce qui est le cas des protéines végétales. C'est pourquoi l'on oppose souvent l'alimentation végétalienne (sans aucun produit issu d'animaux, donc ni œufs, ni laitages, ni miel !) et l'omnivorisme. Cependant, il n'est pas justifié de les considérer comme des protéines de seconde qualité, car en associant céréales et légumineuses dans un même repas, on peut obtenir tous les acides aminés essentiels.

Les céréales (blé, seigle, avoine, riz, maïs, etc.) et des légumineuses (lentilles, pois chiches, fèves, haricots secs, soja, etc.), principales sources de protéines végétales, contiennent en moyenne entre 4 et 20 % de protéines. Le soja est l'aliment qui en contient le plus, c'est pourquoi il constitue un ingrédient de base pour les végétariens.

Nous devons consommer en moyenne, tous les jours, 1 g de protéines par kilo de poids corporel. Mais ce chiffre peut varier selon les circonstances : plus élevé chez un sportif pour faire face aux besoins générés par un effort intensif, moins élevé en cas de surpoids, car l'organisme a des réserves de graisses qui diminuent ses besoins en protéines.

Pour maigrir, on est obligé de prendre en compte ces paramètres, afin d'assurer à l'organisme un apport suffisant en protéines et un équilibre satisfaisant entre les différents acides aminés. Sans oublier les besoins en énergie, c'est-à-dire la quantité d'énergie nécessaire pour compenser ses dépenses énergétiques. En moyenne, 1 g de protéines apporte 4 kcal, mais le rendement est en réalité inférieur, car il faut tenir compte de la dépense énergétique nécessaire à leur assimilation.

Vous trouverez la teneur en protéines des aliments sur le site du Ciqual : https://ciqual.anses.fr

Les glucides

On distingue deux grandes catégories : ceux que l'on appelle **glucides complexes** (ou glucides lents), et ceux que l'on appelle **glucides rapides** (ou glucides simples). Sur les étiquettes des aliments, le terme « glucides » regroupe ces deux familles ; il est accompagné d'une autre mention, « sucres ajoutés », qui recouvre en général les glucides (ou sucres) dits rapides.

Le **glucose**, un sucre rapide, est le principal glucide que le corps utilise. Il est soit apporté par les aliments, soit fabriqué par le corps lui-même. L'organisme consomme la quantité de glucose dont il a besoin pour ses besoins immédiats, fonctionner au quotidien ou, par exemple, couvrir la dépense énergétique liée à une activité physique. Mais il a aussi la possibilité de le stocker dans les muscles et dans le foie pour assurer une réserve.

Mais lorsque ses capacités de stockage (limitées) sont dépassées, il transforme en graisses le glucose en excès.

C'est leur vitesse de passage dans le sang qui distingue les deux catégories de glucides. Les sucres rapides, comme leur nom l'indique, sont vite absorbés, contrairement aux sucres lents. Or, quand il y a trop de sucre dans le sang, l'organisme doit rapidement le faire passer dans les cellules, ce qui entraîne un stockage en excès.

À l'inverse, les sucres complexes ou glucides lents doivent être préalablement digérés, donc coupés progressivement lors de leur passage dans l'intestin, permettant ainsi aux molécules de glucose d'arriver progressivement dans la circulation sanguine.

Ce système a conduit à la méthode dite des indices glycémiques, qui consiste à privilégier les aliments à faible indice glycémique, c'est-à-dire ceux qui font monter plus lentement le taux de glucose dans le sang. Mais elle est aujourd'hui remise en cause, car cet indice peut varier considérablement en fonction des associations alimentaires et des modes de préparation et de cuisson[5].

Dans les sucres simples, on distingue les sucres les plus simples que sont le **fructose**, le glucose et le **galactose** (ils ne peuvent pas être décomposés), et des sucres un peu moins simples, constitués de deux molécules et dont les plus courants sont le **lactose**, que l'on trouve dans les produits laitiers, et le **saccharose** (le sucre de table, même si on trouve aussi du fructose désormais).

5. On continue cependant à privilégier la consommation de sucres lents chez les personnes en surpoids ou chez les diabétiques.

Les sucres simples se trouvent dans le sucre et les aliments sucrés (confiseries, miel, confitures), mais aussi dans les fruits et, bien sûr, dans tous les produits issus de l'industrie agroalimentaire.

Contrairement aux sucres simples, les sucres complexes sont formés de plusieurs centaines de molécules de glucose. Ils doivent donc être décomposés, ce qui se produit lors du processus de digestion (et qui prend du temps), pour que le corps puisse les assimiler.

Les sucres complexes ou lents se trouvent dans les céréales (pain, pâtes, riz, semoule, maïs, céréales du petit-déjeuner), les légumineuses (lentilles, fèves, haricots) et les tubercules (pomme de terre, manioc, tapioca).

Le rendement énergétique des sucres est de 4 kcal par gramme.

Une consommation excessive de sucres rapides semble favoriser de très nombreuses maladies, y compris le

→ Et les sucres cachés ?

On en parle beaucoup désormais. Ce sont tous les sucres utilisés par l'industrie agroalimentaire, comme conservateurs ou comme exhausteurs de goût. Comme ils sont utilisés dans des produits où nous ne les soupçonnons pas toujours (charcuterie, plats préparés, sauces, etc.), ils augmentent de fait notre consommation de sucre sans que nous puissions la maîtriser.

cancer du sein. On recommande de ne pas dépasser 5 à 10 % de sa ration calorique quotidienne sous forme de sucres simples. Soit au maximum 40 g par jour chez les femmes et 50 g chez les hommes.

Une consommation excessive de sucres rapides provoque à terme un effet d'addiction, une augmentation de la sécrétion d'insuline qui favorise la prise de poids et une perte de la sensation de satiété, notamment lorsqu'ils ne sont pas consommés avec des fibres (par exemple dans les jus de fruits, auxquels il vaut mieux préférer les fruits entiers du fait de leur teneur en fibres). C'est pourquoi les apports en sucres rapides doivent être contrôlés de près durant un régime.

i

Vous trouverez la teneur en sucre des aliments sur le site du Ciqual : https://ciqual.anses.fr

Les lipides

Les matières grasses de notre corps ont deux origines : certaines sont apportées par les aliments, les autres fabriquées par notre organisme. Les graisses fournies par notre alimentation sont des **triglycérides** (plus de 95 %), les autres sont constituées de **cholestérol** et de lipides complexes ou **phospholipides**.

Les lipides, ou acides gras, constituent notre source majeure d'énergie, avec 9 kcal pour 1 g.

Les lipides participent aussi, avec les protéines, à la structure de notre corps. Ce sont eux qui rendent par exemple notre peau imperméable et ils sont un composant important de nos cellules, dont nos cellules cérébrales. Ils forment également une enveloppe protectrice qui sert à la cicatrisation, tout en étant une réserve d'énergie pour aider l'organisme à faire face aux situations de dénutrition. Par ailleurs, les acides gras participent au transport de certaines vitamines et sont impliqués dans de nombreuses réactions chimiques dans l'organisme. Enfin, pour les gourmands, les graisses rehaussent les saveurs et améliorent les qualités gustatives des aliments.

Comme pour les protéines, on distingue les **acides gras essentiels** et les **acides gras non essentiels**.

Pour utiliser le jargon médical, nous dirons que les **acides gras essentiels**, qui sont des **acides gras polyinsaturés**, sont en quelque sorte les « bons » acides gras. Ce sont les fameux oméga-3 et oméga-6. Comme nous ne sommes pas capables de les fabriquer, nous devons les consommer par notre alimentation.

Les **oméga-3** et **oméga-6** sont nécessaires pour favoriser la coagulation et le bon fonctionnement des systèmes immunitaire et anti-inflammatoire. Par ailleurs, ils pénètrent dans toutes les membranes cellulaires pour assurer la régulation du passage des nutriments à l'intérieur de celles-ci. Ils participent aussi aux phénomènes de croissance et de renouvellement de la peau. Chez les enfants, une carence en acides gras essentiels peut ralentir leur croissance et limiter le développement cognitif. On a même découvert récemment que les oméga-3 pouvaient diminuer le risque de troubles cardio-vasculaires après un infarctus du myocarde.

Les oméga-3 se trouvent en particulier dans les poissons, issus de la transformation du plancton que ces derniers absorbent. Les poissons les plus riches en oméga-3 sont les espèces les plus grasses, comme le saumon, la sardine, l'anchois, le maquereau, le hareng (les compléments alimentaires riches en oméga-3 sont d'ailleurs élaborés à partir d'huile de chair de poisson). Les œufs des poules ayant reçu une alimentation enrichie en oméga-3 en contiennent aussi, tout comme la margarine (dans laquelle on peut ajouter une petite quantité d'huile de chair de poisson pour compléter ses apports).

Les oméga-6, pour leur part, se trouvent dans la plupart des huiles (tournesol, maïs, raisin), mais aussi dans les graines et les céréales.

Les oméga-3 doivent être combinés avec des oméga-6 dans un rapport de 1 sur 5. Les huiles de colza et de noix offrent un ratio intéressant et sont donc à privilégier.

Les **acides gras saturés**, des **acides gras non essentiels**, sont indispensables à la structure des cellules. Notre corps peut les fabriquer à partir des graisses que nous ingérons. C'est la raison pour laquelle il n'est pas nécessaire d'en consommer de grandes quantités. Comme les corps gras sont toujours composés d'un mélange d'acides gras, on privilégiera les graisses dont la composition en graisses saturées n'est pas trop importante. Elles sont d'ailleurs faciles à reconnaître : plus un corps gras contient d'acides gras saturés, plus il est solide (beurre) ; moins il en contient, plus il est fluide (huile).

Consommés en excès, les acides gras saturés augmentent le taux de cholestérol sanguin et favorisent les troubles cardio-vasculaires, tel l'infarctus du myocarde. Ils se retrouvent aussi bien dans les produits issus d'animaux que dans certaines sources végétales (huile de coco et beurre de cacao), même s'ils sont en quantité beaucoup plus importante dans les premiers.

Les **acides gras mono-insaturés**, ou **oméga-9**, sont composés principalement d'acide oléique que l'on trouve en quantité importante dans l'huile d'olive, mais aussi, dans des proportions moindres, dans les viandes, les poissons et les œufs. Dans nos membranes cellulaires, l'acide oléique protège de l'oxydation les acides gras les plus fragiles, ceux qui ont plusieurs doubles liaisons. Il abaisse (plus modérément que les acides gras poly-insaturés) le cholestérol sanguin en diminuant le cholestérol LDL (« mauvais cholestérol ») et en élevant le taux du cholestérol HDL (« bon cholestérol »).

Le cholestérol animal (que nous mangeons et que nous fabriquons) est un constituant essentiel des membranes des cellules. Il est précurseur des hormones sexuelles (testostérone et œstrogène), des corticoïdes (hormones sécrétées par les glandes surrénales) et de la vitamine D, qui a un pouvoir antirachitique. On ne peut pas vivre sans cholestérol. L'organisme en fabrique environ 1 200 mg par jour tandis que nous en consommons près de 800 mg. Dans notre corps, il existe des « camions » qui transportent le cholestérol depuis le foie, où il est fabriqué et où se trouve également celui que nous ingérons, jusqu'aux cellules de l'organisme qui en ont besoin. Ce transporteur s'appelle le LDL, que l'on a injustement appelé « mauvais cholestérol ».

D'autres « camions » vont venir rechercher le cholestérol en excès dans les cellules pour l'éliminer via le foie par la bile et par les fèces. Ils jouent en quelque sorte le rôle des « éboueurs ». On les appelle les HDL, ou « bon cholestérol ». Mais quand il y a des « erreurs de livraison » ou des embouteillages, donc trop de cholestérol dans le corps, ce dernier va se déposer sur les artères. C'est pourquoi nos apports en graisses doivent rester raisonnables afin que notre organisme ne soit pas submergé par le cholestérol.

Vous trouverez la teneur en lipides des aliments sur le site du Ciqual : https://ciqual.anses.fr

Les micronutriments

Les vitamines

Les vitamines n'ont aucune valeur énergétique, mais l'organisme en a absolument besoin pour fonctionner. Il ne peut les trouver que dans l'alimentation, d'où l'importance de varier ce que nous mangeons pour couvrir tous nos besoins.

Si le monde occidental connaît peu les carences (ce qui n'est pas le cas de certaines régions du monde où la nourriture manque parfois cruellement), on peut avoir parfois des cas de surdosage en vitamines, que l'on observe la plupart du temps chez les adeptes d'une consommation excessive de compléments alimentaires.

On compte en tout 13 vitamines (voir tableau p. 180-181) et chacune a des fonctions spécifiques. Certaines sont solubles dans l'eau (hydrosolubles), d'autres dans les graisses (liposolubles), ce qui souligne l'importance des lipides dans notre alimentation.

Les besoins diffèrent selon notre âge et notre état, voire notre activité physique. Ainsi, un sportif ou un fumeur ont besoin de plus de vitamine C. Et nos besoins en vitamine D augmentent à mesure que nous prenons de l'âge. Enfin, les supplémentations en vitamine E sont préconisées par certains spécialistes pour retarder le vieillissement, mais sans preuve d'une efficacité réelle.

On attribue aux vitamines dans leur ensemble un rôle antioxydant, terme adoré par la presse féminine et l'industrie pharmaceutique ou cosmétologique. Il signifie que la substance empêche l'oxydation de certains éléments chimiques, qui pourrait conduire à des réactions en chaîne potentiellement destructrices, qui accélèrent le vieillissement et l'apparition de maladies. Cependant, toutes les vitamines ne sont pas antioxydantes. Celles qui assurent cette fonction sont principalement les vitamines A, C et E.

Les minéraux et les oligoéléments

Ce sont de tout petits éléments chimiques qui participent à l'ensemble des fonctions de l'organisme (voir leur rôle et leurs principales sources au tableau p. 182-183). L'eau, les végétaux, et la plupart des aliments contiennent toujours un ou plusieurs de ces composants. Les médecins dosent principalement le calcium, le phosphore, le sodium et le potassium, car ils sont probablement les plus indispensables à l'équilibre global du corps. Leur carence comme leur excès peuvent conduire à des problèmes ! Concernant les oligoéléments, nous avons encore du mal à en apprécier les besoins indispensables. Nous avons fait figurer dans le tableau ceux pour lesquels nous possédons le plus de connaissances.

Vous trouverez la teneur en vitamines, minéraux et oligoéléments des aliments sur le site du Ciqual : https://ciqual.anses.fr

Vitamine	Rôle	Source
Vitamine A (rétinol et bêta-carotènes)	Antioxydant et anti-infectieux, vision nocturne, production de mélamine et santé de la peau, croissance chez les enfants	Huile de foie de morue, foie des animaux, beurre cru, jaune d'œuf, végétaux colorés (patate douce, carotte, melon, légumes à feuilles vert foncé, abricot, melon, maïs…)
Vitamine D	Assimilation du calcium et du phosphore, consolidation osseuse, anti-infectieux	Huile de foie de morue et poissons gras, huiles combinées, laitages entiers et enrichis, chocolat noir, graisse de canard, jaune d'œuf
Vitamine E	Maintien du système immunitaire, antioxydant, diminution du cholestérol LDL, stimule la fertilité	Huiles de germe de blé, de tournesol, de colza ou d'olive, huiles combinées, foie de morue, margarines au tournesol, amandes, graines de tournesol, pignons de pin, germes de blé
Vitamine K	Coagulation du sang, minéralisation des os	Choux, viande et foie de bœuf, laitue, cresson, fenouil, huile de colza, huile de soja
Vitamine B1 (thiamine)	Assimilation des aliments, métabolisme des protéines, lipides et glucides, production d'énergie, système nerveux	Levure de bière, germes de blé, produits céréaliers complets (sarrasin en particulier), porc, foie, légumineuses et graines
Vitamine B2 (riboflavine)	Production d'énergie, assimilation des autres vitamines du groupe B, santé de la peau, des cheveux et des ongles, système nerveux	Levure de bière, germes de blé, fèves de soja, foie et rognons, fromage, œufs, céréales complètes

Vitamine	Rôle	Source
Vitamine B3 (PP ou niacine)	Métabolisme des protéines, lipides et glucides, baisse du taux de triglycérides dans le sang, système nerveux, synthèse hormonale, synthèse de la kératine	Levure de bière, foie de veau, viandes et volailles, poissons gras, champignons, arachides, céréales complètes
Vitamine B5 (bépanthène)	Anti-infectieux, cicatrisation de la peau, cheveux, système nerveux, fertilité	Levure de bière, viandes, foie et rognons, jaune d'œuf, arachide
Vitamine B6 (pyridoxine)	Absorption du magnésium, métabolisme des protéines, lipides et glucides, formation de l'hémoglobine, transformation du tryptophane en vitamine B, synthèse hormonale et des neurotransmetteurs	Levure de bière, viande et volaille, pomme de terre, banane, soja, légumineuses, graines oléagineuses, jaune d'œuf, produits laitiers
Vitamine B8 (biotine)	Métabolisme des protéines, lipides et glucides	Patate douce, laitages, arachide, amande, œuf, foie, protéines de soja
Vitamine B9 (folates ou acide folique)	Synthèse et renouvellement de l'ADN et des cellules sanguines, synthèse des hématies	Levure alimentaire, foie des animaux, protéines de soja, jaune d'œuf, oléagineux, châtaigne, légumes à feuille, fromages
Vitamine B12 (cobalamine)	Synthèse et renouvellement de l'ADN et des cellules sanguines, système nerveux	
Vitamine C	Antioxydant, système immunitaire, absorption du fer	Acérola, fruits rouges, poivron cru, kiwi, litchi, agrumes, fruits exotiques, chou, persil, raifort, oseille

Minéral	**Rôle**	**Source**
Sodium	Équilibre hydrique et acido-basique	Sel de table, sel de céleri, bouillon cube, charcuteries, fromage, eaux gazeuses riches en sodium
Chlore	Équilibre hydrique et acido-basique	Sel de table, sel de céleri, bouillon cube
Calcium	Principal composant des os et des dents, coagulation du sang, contraction musculaire	Laitages, sardines, eaux riches en calcium (Courmayeur, Contrex, Hépar), spécialités végtales enrichies en calcium
Phosphore	Santé des os et des dents, croissance et renouvellement des tissus, maintien du pH sanguin	Levure alimentaire, quinoa, laitages, fromages, céréales complètes, graines de courge
Soufre	Synthèse de deux acides aminés essentiels, la méthionine (protège le foie, détoxique l'organisme et stimule la santé des cheveux) et la cystéine (antioxydant, prévention de l'athérosclérose et de l'arthrite)	Abats, porc, poulet, agneau, saumon
Magnésium	Absorption du calcium, aide à lutter contre les manifestations du stress, augmente l'activité du système immunitaire	Son, graines oléagineuses, fèves, haricots secs, eaux riches en magnésium (Hépar)
Potassium	Équilibre le pH dans le sang, stimule la production par l'estomac d'acide chlorhydrique, qui favorise la digestion	Haricots secs et autres légumineuses, pomme de terre, courge et graines de courge, banane et la plupart des légumes

Oligoélément	Rôle	Source
Fer	Synthèse de l'hémoglobine, processus cellulaires divers (dont la respiration et la division cellulaire)	Boudin noir, foie et autres abats, bœuf (fer héminique, le mieux absorbé par l'organisme), jaune d'œuf, lentilles, haricots secs, céréales complètes (fer non héminique)
Cuivre	Formation des globules rouges, défenses immunitaires, minéralisation osseuse	Foie, spiruline, champignons noirs, cacao
Zinc	Système immunitaire, métabolisme des protéines	Huîtres, crabe, bœuf, veau, fromages de type vacherin ou maroilles
Fluor	Constitution des dents, renforce leur émail	Eaux minérales, sel iodé fluoré, dentifrices enrichis en fluor
Iode	Production des hormones thyroïdiennes T3 (régule le métabolisme) et T4 (précurseur de l'hormone T3)	Algue nori, sel de mer iodé, fruits de mer et poissons
Sélénium	Système immunitaire, antioxydant	Thon, cabillaud, rognons (porc, bœuf et veau)
Chrome	Améliore la sensibilité à l'insuline, pour une bonne assimilation des sucres	Brocolis, haricots verts, céréales complètes, germes de blé

Autres oligoéléments : brome, nickel, manganèse, arsenic, cobalt, molybdène, silicium, vanadium.

L'eau

C'est le **constituant principal de l'organisme** (60 % de notre poids). On en trouve très peu dans la graisse et elle est principalement présente dans nos muscles et organes, des cellules, dans le sang, la salive et toutes les sécrétions corporelles.

L'eau transporte l'oxygène et les nutriments jusqu'aux cellules des organes, permet d'éliminer les déchets, lubrifie les articulations. Comme l'eau de nos radiateurs, elle maintient notre température à 37 °C et joue un rôle dans les réactions chimiques de l'organisme.

Nous l'éliminons par les urines, la transpiration et dans les selles, mais aussi par la respiration (il suffit de mettre un miroir devant sa bouche pour s'en rendre compte, à la vue de la vapeur qui se forme).

Au total, **le corps a besoin de 2 à 2,5 litres par jour** pour bien fonctionner. Une partie nous est apportée par ce que nous mangeons, mais nous devons aussi **en boire entre 1 litre et 1,5 litre par jour** (en dehors de tout problème médical). Une quantité plus importante ne sert pas à grand-chose, à part diluer les urines. Heureusement, la soif est un mécanisme automatique qui nous permet de savoir à quel moment notre corps a besoin d'eau. (Attention, les nourrissons ne savent pas exprimer leur soif et les personnes âgés ont tendance à perdre cette sensation. Il faut donc veiller à ce que leur hydratation soit suffisante.)

Contrairement à une idée reçue, on peut boire à n'importe quel moment, même en mangeant. Toutes les boissons peuvent contribuer à couvrir nos besoins en eau : café, thé, infusions, eaux aromatisées… Leur sélection pourra cependant être déterminée par d'autres critères, comme leurs apports en minéraux et oligoéléments.

Les fibres

Les fibres sont l'ensemble des composants alimentaires non digestibles. Elles n'ont **aucune vertu nutritionnelle**, dans le sens où elles n'apportent aucun nutriment, mais elles jouent un **rôle fondamental dans les processus de digestion**. Dans les pays industrialisés, la consommation accrue de produits raffinés a entraîné une réduction de l'ingestion des fibres et une modification qualitative : l'apport en fibres issues de céréales et de légumineuses a diminué tandis que celui des fibres issues de fruits et de féculents a augmenté.

La teneur en fibres des végétaux varie selon leur famille botanique, mais également en fonction du degré de maturité du végétal, des conditions de culture et des traitements qu'il a pu subir.

Selon leur structure, les fibres ne réagissent pas toutes de la même façon en présence d'eau. On distingue deux catégories : les **fibres solubles**, qui sont dissoutes dans l'eau, et les **fibres insolubles**, qui restent entières quand elles sont associées avec l'eau. Les fibres solubles ont la propriété d'augmenter la viscosité du milieu où elles se trouvent en formant des solutions épaissies, voire des gels dans certains cas. Les fibres alimentaires ne sont pas digérées dans l'intestin grêle, mais sont partiellement ou totalement digérées dans le côlon par les bactéries de la flore. C'est ainsi que se forment les fameux **probiotiques**, ces bons microbes, au nombre de 1 000 milliards, qui font de notre microbiote un véritable organe, tant les fonctions physiologiques du microbiote sont importantes pour la santé : 80 % de notre immunité a pour origine notre tube digestif, dont l'équilibre dépend directement de ce que nous mangeons.

On comprend donc mieux l'intérêt d'avoir une alimentation qui associe fibres solubles et fibres insolubles. Les premières facilitent le transit en augmentant la viscosité du bol alimentaire, tandis que les secondes améliorent le renouvellement de la surface de l'intestin, ce qui permet de le protéger contre certaines maladies.

Au niveau du tube digestif, elles ralentissent le passage du sucre dans le sang et limitent le passage dans le corps du cholestérol et des substances toxiques issues de notre environnement. Cela explique leur effet sur les cancers digestifs, les maladies cardio-vasculaires, le diabète, l'hypercholestérolémie ainsi que sur le surpoids. En limitant le cholestérol et le taux de sucre dans le sang, elles réduisent l'obstruction des artères et des vaisseaux en général, dont ceux du cerveau. De nombreuses études montrent que la consommation régulière de fibres alimentaires réduirait la mortalité en diminuant les risques de syndromes métaboliques (cholestérol, hypertension, diabète) et en protégeant des maladies cardiaques. Leur apport limite également le risque de survenue d'un cancer colorectal, de maladies respiratoires et d'infections. Grâce à leur effet rassasiant et acalorique, les fibres contribuent enfin à limiter la prise de poids.

Pour prévenir les risques d'accident vasculaire cérébral, l'idéal est d'absorber une moyenne de 25 g à 30 g de fibres par jour en mélangeant fibres solubles et insolubles.

➔ **Les fibres solubles :** pectines, gommes (caroube ou guar) ou mucilages (agar) et certaines fibres d'algues. Elles se présentent sous forme de gels et peuvent être comparées à un aspirateur puisqu'elles favorisent l'élimination des résidus non absorbés dans la digestion ainsi que les déchets, en stimulant les bactéries de fermentation de la flore intestinale. On les trouve dans le son d'avoine, le seigle, les légumineuses comme les pois cassés, les fèves ou les lentilles, la plupart des fruits rouges ou encore dans les légumes tels que carottes et pommes de terre.

➔ **Les fibres insolubles :** cellulose, hémicelluloses et lignine, qui font généralement partie de l'enveloppe des végétaux. Leur action est moins rapide et moins douce que les fibres solubles mais elles ont un plus faible pouvoir d'absorption d'eau, améliorent la circulation dans le système digestif et accélèrent le transit. Mieux vaut les consommer en petites quantités et augmenter progressivement les proportions, car elles peuvent favoriser l'apparition de gaz. On les trouve dans la plupart des céréales comme le blé entier, le maïs entier, le riz brun, mais aussi dans les fruits secs et des légumes tels que le brocoli et le chou de Bruxelles.

- 12 -
LA DIGESTION, UNE USINE À TRANSFORMER

On parle beaucoup de l'intérêt de la mastication pour améliorer la sensation de satiété et obtenir le plus fort rassasiement possible. Cependant, pour pratiquer ce que tous les médecins conseillent, il faut d'abord comprendre comment fonctionne la digestion. C'est une opération qui vise à transformer mécaniquement et chimiquement ce que nous consommons en éléments plus simples, capables de traverser la paroi de l'intestin et de parvenir jusqu'au sang. Ce processus vise à faciliter le passage des nutriments dans le corps pour assurer le fonctionnement de l'organisme.

Le tube digestif est une sorte de grand tuyau qui traverse notre organisme depuis la bouche jusqu'à l'anus. Entre ces deux orifices, tout fonctionne de façon automatique.

Au cours de la digestion, deux phénomènes importants vont se produire : la sécrétion d'hormones ou d'enzymes ; et, sous l'influence du système nerveux, une activité mécanique qui vise à assurer la mobilité de l'intestin. Chaque partie du tube digestif jouera un rôle spécifique dans ces deux processus.

La bouche : l'antichambre de la digestion

C'est ici que débute le processus. Nous mastiquons pour déchirer les aliments, pendant que trois paires de glandes salivaires (parotides, sous-maxillaire, sublinguale) vont imprégner les aliments de diverses **enzymes** qui démarrent la digestion. Nous pouvons sécréter entre 1 litre et 1,5 litre de salive par jour, principalement au moment des repas. Cette opération est indispensable à la perception des goûts – les papilles ne peuvent les ressentir que si une partie des aliments est légèrement dissoute.

Puis la langue va diriger les aliments vers le pharynx, mouvement totalement réflexe. Ce sont des muscles de la gauche qui vont les conduire jusqu'à l'œsophage qui, par un effet de contraction, va faire avancer l'ensemble. Le système nerveux interviendra pour fermer l'œsophage au moment du passage des aliments et éviter ainsi les fausses routes, puis une seconde fois pour ouvrir la fin de l'œsophage et laisser passer les aliments jusqu'à l'estomac.

L'estomac : la banque centrale

Il y a deux parties dans l'estomac : une qui sert à stocker les aliments en haut ; une autre, plus basse, qui a la capacité de se contracter pour diriger les aliments vers l'intestin.

L'estomac est un tissu qui produit beaucoup de sécrétions. L'**acide chlorhydrique** acidifie les aliments pour détruire une partie des bactéries, pendant qu'un liquide protège l'estomac lui-même de cet acide. Des **enzymes** vont apparaître pour rendre les **protéines solubles dans l'eau**, phénomène capital pour permettre leur absorption, pendant que d'autres vont s'attaquer aux **acides gras** pour la même raison. Tout ceci se fait sous le contrôle d'une **hormone**, la gastrine, qui se met en action au moment de l'arrivée des aliments dans l'estomac, permettant également la motricité de l'organe.

Voilà donc nos aliments transformés en une substance plutôt acide où **tous les nutriments ont été transformés** par broyage, solubilisation, ou émulsion. Plus le processus se déroule de façon harmonieuse, meilleure sera la digestion ainsi que le rassasiement. On comprend donc l'importance de la mastication pour préparer l'opération. Le liquide résultant de cette première étape de digestion va arriver dans la première partie de l'intestin grêle, qu'on appelle communément dans les écoles le petit intestin, dont le nom est duodénum.

Le duodénum : le sas d'entrée

Dans le duodédum, les aliments sont « attaqués » par les sécrétions du pancréas et de la vésicule biliaire. C'est également à ce moment que débute la sécrétion de l'insuline et du glucagon, deux **hormones** qui règlent le taux du sucre dans le sang.

Sous l'influence des **enzymes** sécrétées par le pancréas ainsi que « des sels et acides biliaires », se poursuit la dégradation des protéines et des graisses ainsi que de l'amidon ou des sucres complexes. Un peu comme si la décomposition des aliments se faisait par étapes progressives pour aboutir à la forme qui leur permettra finalement de passer dans le sang très bientôt.

C'est une étape capitale également, car certaines vitamines ne peuvent être absorbées qu'en présence de graisses (vitamines A, D, E, K) que la bile permettra de mettre à disposition.

L'intestin grêle : le centre des activités

Les aliments sont prêts à être digérés quand ils arrivent dans l'intestin grêle, dont les contractions ont déjà débuté. Pendant tout ce trajet dans cette partie de l'intestin, chaque **nutriment**, sucres simples, acides aminés, vitamines, minéraux et acides gras, va passer dans les petits vaisseaux sanguins, pour aller jusqu'au **foie**. Les **vitamines** peuvent, comme les graisses, utiliser un autre circuit, le **circuit lymphatique**.

La mobilité de l'intestin grêle est gérée par le système nerveux, ce qui explique notamment pourquoi on recommande que les repas soient pris dans de bonnes conditions pour éviter des stimulations qui pourraient gêner cette opération.

Le gros intestin : la station de vidange

Maintenant que tous les aliments ont été absorbés sous la forme simple, il ne reste plus que les **résidus**, non digestibles, ainsi que l'eau et tous les liquides qui ont participé au processus. C'est dans le gros intestin, ou côlon, que sera absorbée toute la partie hydrique ainsi que les minéraux, au cours d'une progression qui définit le niveau de réabsorption. Voilà pourquoi il est indispensable de boire beaucoup en cas de diarrhées (une motricité excessive de l'intestin), car la circulation est trop rapide pour l'absorption de l'eau. Inversement, en cas de constipation (paralysie de cette motricité), l'eau sera indispensable pour permettre l'évacuation du bol alimentaire.

Le gros intestin abrite un grand nombre de **bactéries**, qui se sont installées pendant les premiers jours de la vie et qui peuvent digérer une partie des fibres végétales. C'est un **équilibre assez fragile**, qui peut être fortement modifié par la prise d'antibiotiques ou par une alimentation déséquilibrée.

Le rôle de cette flore intestinale, ou **microbiote**, est considéré désormais comme fondamental, à la fois dans la prévention d'un certain nombre de maladies mais peut-être aussi dans l'apparition de l'obésité ou la possible amélioration des effets d'un régime amaigrissant. Les scientifiques explorent même de nouvelles pistes assez prometteuses, comme le montre cette expérience : l'implantation de la flore intestinale d'un animal opéré par un by-pass gastrique chez un autre animal en situation d'obésité a permis à ce dernier de maigrir sans modifier son alimentation.

On comprend donc l'importance de consommer des fibres en quantités suffisantes pour maintenir l'équilibre du microbiote.

L'anus : le bout du tunnel

Les selles sont composées des **résidus des aliments** qui n'ont pas pu être digérés. Il faut entre trois à six jours pour les éliminer totalement.

Pour que la digestion se passe au mieux, il est nécessaire de respecter certaines précautions : bien mastiquer, consacrer au moins 20 minutes à chaque repas, manger dans le calme pour parvenir un état de stabilité nutritionnelle. On peut y ajouter l'hygiène buccale, la surveillance des prises de médicaments qui peuvent modifier le goût, ainsi qu'un équilibre harmonieux entre tous les aliments ingérés.

PARTIE IV

DES MYTHES ET DES MODES

Les régimes font toujours couler beaucoup d'encres et chacun y va de ses assertions. La science elle-même évolue et remet en question de nombreuses « vérités » longtemps tenues pour certaines. Cette partie interroge tous ces dogmes, mythes et modes qui se développement immanquablement autour des régimes et de l'alimentation. Vous y trouverez aussi un chapitre consacré au sucre, dont les découvertes les plus récentes nous incitent à limiter la consommation, afin que vous puissiez mieux comprendre pourquoi, dans ce régime, j'ai choisi de limiter les apports en glucides. J'examine également à la loupe les vertus réelles ou supposées de certains ingrédient, ainsi que des méthodes soi-disant « miracles » censées vous faire maigrir sans effort. Ce passage en revue vous permet d'aborder en connaissance de cause la mise en œuvre du régime… et son caractère inéluctable pour qui souhaite perdre du poids.

- 13 -
LES PROPORTIONS NUTRITIONNELLES

Manger est un acte spontané, que nous accomplissons en fonction de critères qui nous ont été appris dès l'enfance. Lorsque nous n'avons pas de problème de poids, nous ne nous amusons jamais à comptabiliser les protéines, glucides et lipides que nous absorbons.

Cependant, ces proportions ont leur importance pour garantir une alimentation équilibrée. Depuis plusieurs années déjà, nutritionnistes et épidémiologues tentent d'évaluer quels sont les rapports nutritionnels les plus adaptés à notre mode de vie. Il ressort de cela que, pour avoir une alimentation dite équilibrée et qui réponde aux besoins de notre organisme, il faudrait consommer :

- 50 % de glucides, à la fois simples et complexes ;
- 35 % de lipides ;
- 15 % de protéines.

Il faudrait toutefois ajouter un petit bémol pour les sucres. En effet, depuis quelques années, on considère que les sucres simples ne devraient pas dépasser 10 % de la ration calorique globale.

De surcroît, on estime les besoins caloriques journaliers d'un homme à 2 400 kcal, contre 2 000 kcal pour une femme. Je précise que ces chiffres sont des moyennes, pour un homme ou une femme ayant une activité physique normale ou modérée, d'un âge compris entre 35 et 50 ans. Ces valeurs augmentent avant 35 ans, en particulier chez les adolescents en pleine croissance, dont les besoins sont donc plus élevés (en moyenne 2 200 kcal pour les filles et 2 700 kcal pour les garçons). Puis elles diminuent à partir d'un certain âge en raison d'une perte de la masse musculaire et parce que le taux d'hormones dans l'organisme a aussi tendance à décroître.

Les dogmes ont la vie dure

On a fini par bâtir un modèle alimentaire « idéal », mais que personne ne peut suivre à la lettre, car cela impliquerait de compter en permanence le nombre de calories, de glucides, de protéines et de lipides dans notre assiette.

Mais ces proportions ont au moins l'intérêt de permettre de formuler des préconisations alimentaires.

Pour ma part, je m'y suis conformé pendant longtemps, jusqu'à ce que je réalise qu'elles avaient un côté assez « conceptuel » et abstrait. Ces chiffres donnent des échelles de valeur, mais aucun de nous n'est en mesure de caler strictement son alimentation sur ces données. Par ailleurs, il ne faut pas oublier que l'alimentation s'apprend dès la petite enfance, dès notre plus jeune âge, sans que nous calculions quoi que ce soit.

Depuis quelque temps, on voit apparaître une remise en cause de ces proportions dans les publications médicales, notamment pour les glucides.

Je voudrais faire ici une petite digression sur la faim et la satiété. On a longtemps considéré que la faim était alimentée par les fringales, lesquelles résultaient d'une hypoglycémie. Puis on a observé que la satiété pouvait augmenter quand le taux de graisse circulant dans le sang s'élevait. Cela voudrait donc dire que la fringale induite par le manque de sucre pourrait entraîner une sensation de faim alors que manger un peu plus de graisses permettrait de se sentir mieux rassasié.

Sur un plateau de télévision, un chroniqueur m'a demandé un jour si on pouvait changer d'avis au fil du temps. Bien sûr que oui. Sinon, il n'y aurait plus d'évolution possible en médecine comme en science. À chaque étape, nous apprenons des choses nouvelles et nos observations peuvent se modifier. En ce qui me concerne, je pense aujourd'hui que nous avons été trop loin dans l'augmentation des glucides et qu'il est possible de réduire sa consommation sans risque pour la santé. Mais ce sont nos connaissances récentes sur les lipides qui me permettent d'affirmer ce qui aurait semblé aberrant il y a quelques années.

L'intérêt n° 1 des glucides complexes est de fournir de l'énergie au corps. Quant à leurs apports en vitamines du groupe B, ils restent assurés même avec des consommations modérées de sucres complexes (produits céréaliers ou légumineuses) et une diminution de leur consommation ne saurait occasionner de carences.

Mais les dogmes ont la vie dure. Non seulement parce que ceux qui les proclament n'ont finalement pas très envie d'en changer, mais aussi parce que, une fois édictés, ces dogmes vont se répandre largement, ce qui rend plus difficile de faire machine arrière.

Prenons le cas des régimes hyperprotéinés, longtemps portés au pinacle, puis soudainement critiqués avec virulence. Pourtant, il faut rappeler ce fait : en matière de régime, il n'y a pas un seul qui ne soit pas hyperprotéiné. Pourquoi ? Tout simplement parce que, comme on doit diminuer la valeur calorique de l'ensemble de son alimentation tout en conservant un certain nombre d'éléments indispensables, on n'est jamais en phase avec les valeurs nutritionnelles données au début de ce chapitre.

Bien sûr, quand on fait des régimes basés uniquement sur les protéines, donc sans glucides et parfois sans aucun lipide, on s'expose non seulement à des carences, mais à de véritables manques. Pour autant, tous les régimes sans exception, pour provoquer une diminution de la valeur énergétique, vont devoir s'attaquer à la quantité de glucides, donc de sucre, ainsi qu'à la quantité de lipides en général.

Il y a bien sûr des valeurs qu'il ne faut pas dépasser ou en deçà desquelles on ne peut pas descendre. Par exemple, on est obligé de consommer un minimum de graisses dans la journée, parfois même en dehors des aliments, pour nourrir le corps même en cas de régime. C'est un peu la même chose pour les glucides. Voilà pourquoi on peut dire que tous les régimes sont hors norme pour les glucides et les lipides, mais le plus souvent dans la norme pour les apports en protéines. Donc même ceux que l'on dit « équilibrés » ne répondent pas exactement au profil nutritionnel en vigueur. C'est pourquoi je n'hésite pas à contester aujourd'hui ce modèle.

Vers de nouveaux paramètres ?

On sait désormais que les régimes les plus efficaces sont ceux qui contrôlent les matières grasses, mais qui limitent de façon drastique les glucides, même les sucres lents. En 2004, une chercheuse a démontré que les régimes qui contenaient au maximum 40 g d'hydrates de carbone par jour (soit un bol de pâtes cuites) permettaient de perdre plus vite du poids. En fait, on rejoint cette pratique très répandue qui consiste à supprimer pains et féculents au début d'un régime. C'était ce qui se pratiquait couramment il y a une trentaine d'années. Comme quoi, le bon sens populaire n'a pas forcément tort !

Donc, s'il existe des paramètres nutritionnels de bonne valeur, ce ne sont peut-être pas ceux qui ont été édictés il y a quelques années et qui continuent de faire force de loi. Pour ma part, je pense aujourd'hui qu'on peut réduire la part des glucides de 50 à 40 %, augmenter celle des lipides jusqu'à 40 % et augmenter aussi les protéines à 20 %. Ce modèle me semble mieux adapté, dans le contexte alimentaire actuel et pour notre société occidentale – j'insiste là-dessus On m'objectera qu'il faudrait avancer des preuves scientifiques, mais je considère qu'elles n'ont pas plus de valeur que ma position personnelle, car les moyennes n'ont de valeur que pour des gens moyens. Or, l'alimentation touche une population très diversifiée qui échappe donc aux moyennes.

De surcroît, nous sommes extrêmement dépendants de la production alimentaire, qui évolue dans le temps. Par exemple, les teneurs en graisse de la viande de porc ont diminué au fil des années. Donc les valeurs moyennes, dans ce domaine également, ne sont pas fixes.

Par ailleurs, je rappelle qu'un régime est toujours un moment particulier. La priorité n'est pas d'alimenter de façon optimale le corps, mais de provoquer un amaigrissement par une diminution des réserves de graisses. Un point c'est tout. Bien sûr, pendant cette période, l'alimentation est forcément plus riche, proportionnellement, en protéines et moins riche en glucides et en lipides, mais si cela ne provoque pas de troubles graves, il faut suivre cette ligne en se rappelant toujours la priorité du moment. Comme je l'ai dit au début de ce livre, l'examen du rapport bénéfice/risque privilégie la perte de poids face à des carences somme toute limitées – à condition de ne pas se livrer à un régime extrême, mais celui que je vous propose dans cet ouvrage ne l'est nullement.

Ceci étant, le programme que je vous propose étant moins riche en glucides, avec un apport contrôlé des graisses et augmenté en protéines, il faudra, une fois le régime fini, remonter les quantités de glucides et autoriser un peu plus de lipides.

Je conclurai en vous faisant part d'un autre sujet d'étonnement : nous savons que notre espèce évolue et que, fatalement, les proportions nutritionnelles qui étaient valables il y a dix ans ne le seront plus dans vingt ans. Par ailleurs, l'alimentation végétarienne semble gagner du terrain, ce qui nous obligera sans doute à considérer d'autres types de protéines, donc à revoir tous les équilibres préconisés aujourd'hui.

- 14 -
LA DÉPENSE ÉNERGÉTIQUE

Nous passons la majeure partie du temps à brûler de l'énergie, et la valeur calorique d'un aliment correspond à la quantité de chaleur dégagée par sa combustion. C'est sur cette base qu'on évalue le pouvoir énergétique des aliments. Pourquoi ? Parce que notre corps nécessite, entre autres, le maintien d'une température à 37 °C pour pouvoir vivre.

Lorsque vous dépassez cette température, vous « brûlez » trop et vous risquez donc une chaleur interne excessive entraînant des convulsions qui manifestent l'atteinte du cerveau. En bref, une hyperthermie qui conduira à la mort. Inversement, lorsque la température de votre corps est en deçà de 37 °C, celui-ci se refroidit jusqu'à ne plus pouvoir fonctionner et « s'engourdir ». C'est le cas des personnes qui se trouvent en situation de très grand froid et finissent par en mourir.

Contrairement à une idée très répandue, notre dépense énergétique n'est pas seulement liée à notre activité physique. Quatre éléments entrent en jeu :

- le métabolisme de base ;
- le dégagement de chaleur des aliments ou extra-chaleur postprandiale (ECPP) ;
- l'activité physique ;
- le stress.

Le métabolisme de base

Aussi appelé métabolisme au repos, il correspond à la dépense indispensable pour faire fonctionner nos cellules et renouveler les tissus de l'organisme. Le métabolisme de base ne varie pas, même quand nous nous dépensons physiquement. Car nos cellules, notre cœur, nos poumons, notre cerveau fonctionne 24 heures sur 24. À elle seule, cette dépense représente 70 % de notre dépense d'énergie au repos, dont 25 % pour le cerveau alors que son poids est 40 fois moins élevé que celui du corps.

Avec la notion de métabolisme de base, nous touchons un problème qui concerne les personnes en surpoids : contrairement à tous les autres muscles et autres organes, le tissu gras, qui stocke de l'énergie, n'en brûle quasiment pas. Il y a donc un cercle vicieux : plus on est gros, moins on dépense d'énergie. Et inversement, cercle vertueux, moins on est gros, plus on en dépense. C'est injuste, je vous l'accorde.

Le dégagement de chaleur des aliments

Scientifiquement, on lui donne un nom très compliqué : « extra-chaleur postprandiale » (ECPP). En quoi cela consiste-t-il ? C'est très simple. Pour assimiler les aliments, il faut dépenser de l'énergie. Cette dépense est variable selon la nature du nutriment. Pour les sucres, elle consomme 20 % des calories qu'ils nous apportent, contre 30 % pour les protéines et seulement 5 % pour les lipides. Ce qui permet d'expliquer la prescription massive de régimes hyperprotéinés.

Pourtant, il serait faux de croire que l'on puisse jouer sur ce seul facteur, car l'organisme a de grandes facultés d'adaptation. Ainsi, en cas d'apport excessif en sucre, il augmente sa dépense. Ce qu'il ne peut pas faire en cas d'un excès de graisses, car celles-ci sont aussitôt stockées dans le tissu gras. On peut considérer que 10 % de la valeur calorique d'un repas sert à son assimilation. On a pensé un moment que la dépense d'énergie pour la digestion des aliments serait plus importante si l'on mangeait tôt dans la journée. Cette hypothèse est difficile à vérifier, d'autant que d'autres arguments plaident en faveur d'une répartition au cas par cas de la ration journalière alimentaire.

Ceci étant, manger coûte de l'énergie et peut contribuer à l'amaigrissement selon les nutriments sélectionnés et les quantités ingérées.

L'activité physique

Il est presque culpabilisant aujourd'hui d'imaginer une vie sans activité physique. Son incroyable promotion est la résultante de ses bénéfices sur la santé : amélioration de l'immunité, meilleure acuité intellectuelle, prévention d'un certain nombre de maladies.

Dans le contexte qui nous intéresse, à savoir celui d'une perte de poids, on peut considérer qu'une personne sédentaire consomme un quart de l'énergie qu'elle absorbe pour ses actes du quotidien. Si cette activité augmente, elle peut allègrement dépenser 50 % de sa consommation d'énergie. Ces données permettent d'expliquer la tendance au surpoids qui se manifeste aujourd'hui un peu partout dans le monde : la sédentarité a gagné nos modes de vie avec le développement des moyens de transport et des activités nettement moins physiques qu'autrefois dans bon nombre de situations professionnelles. Aujourd'hui, un homme dépense en moyenne 2 400 kcal par jour et une femme 2 000, contre à peu près le double il y a cent ans !

C'est pourquoi toutes les activités physiques que nous pouvons intégrer dans nos journées sont les bienvenues pour limiter la prise de poids. Sans oublier la pratique régulière d'activités intensives, comme la marche rapide, la course ou la musculation. Bref, tout ce qui va permettre à nos muscles de se mettre en action représente un coût énergétique qui peut compenser une part de notre consommation alimentaire.

Le stress

Eh oui, c'est une grande découverte ! Positives ou négatives, toutes nos émotions engagent l'action d'une hormone, l'adrénaline, qui provoque une élévation de la dépense d'énergie. Ainsi tomber amoureux ou subir une mauvaise nouvelle est un facteur de dépenses d'énergie. On peut dépenser jusqu'à 50 % de son métabolisme de base sous cette forme. Ce qui ne veut pas dire qu'il faut se faire peur en permanence pour en subir les effets, car les mêmes émotions peuvent conduire à une augmentation de la prise alimentaire qui compense largement la dépense.

- 15 -
HARO SUR LE SUCRE ?

Au moment où j'ai commencé à écrire cet ouvrage, avec la décision de proposer un nouveau régime qui soit très faible en sucre, j'ai eu la surprise de voir ce nutriment faire la Une d'un grand hebdomadaire national. Je me suis aussitôt précipité jusqu'au premier kiosque pour l'acheter. Du fait de mon activité comme médecin nutritionniste, je n'y ai pas appris grand-chose, mais j'ai pris conscience que ce sujet intéressait de plus en plus les scientifiques et commençait à passionner même les non-spécialistes.

Je dois même dire qu'on aurait pu compléter aimablement cet article de plus de connaissances. Par exemple, en soulignant que si l'on trouve du sucre d'érable au Canada, du sucre de coco ou de palme en Thaïlande, du sucre de datte au Pakistan, du sucre de maïs aux États-Unis, la majorité du sucre provient de la canne à sucre ou de la betterave. La canne à sucre est sans doute l'un des végétaux cultivés les plus anciens de l'histoire des hommes. Elle aurait été « découverte » vers 8 000 avant Jésus-Christ en Nouvelle-Guinée avant d'arriver deux millénaires plus tard aux

Philippines et en Inde. Les troupes d'Alexandre le Grand (IVe siècle avant J.-C.) en aurait rapporté en Macédoine, mais ce sont les Arabes qui, vers le VIIIe siècle de notre ère, en répandent l'usage alimentaire dans le monde méditerranéen, puis dans toute l'Europe.

Une consommation en augmentation constante

La consommation de sucre s'est développée de façon constante et à un rythme extrêmement rapide depuis la fin du XVe siècle. Et cette augmentation n'est pas liée à l'augmentation de la population : c'est bien notre consommation individuelle qui s'est développée de façon incroyable. Longtemps réservé aux élites et consommé presque exclusivement dans les villes (à Rome dans l'Antiquité, les riches gourmands le consommaient sans modération), le sucre est devenu comme une denrée courante à partir du XIXe siècle, quand le sucre de betterave, moins cher à produire, s'est imposé face à la canne à sucre.

Le goût pour la saveur sucrée est à la fois naturel et universel chez l'homme (mais la plupart des mammifères aiment le sucre, à l'exception peut-être des chats). Le nouveau-né exprime avec des mimiques très explicites qu'il préfère le sucré au salé, à l'acide et à l'amer. Si le nourrisson est programmé pour aimer le sucre, à cause de la douceur du lait maternel, il reste étonnant que cette appétence pour le sucre perdure chez l'adulte.

Il faut sans doute y voir une influence culturelle. Ainsi, jusqu'au XIVe siècle, les Français préféraient de loin la saveur acide à la saveur sucrée et 70 % des recettes contenaient des ingrédients acides. Puis le sucre s'est imposé en Europe et, dès le XVIe siècle, 30 % de nos recettes contiennent du sucre.

Aujourd'hui, la consommation de sucre en France est de l'ordre de 100 g par jour et par personne. Avec une diminution notable du sucre en morceaux et du sucre en poudre, mais une augmentation de sa consommation dans les boissons sucrées, produits laitiers, glaces, confiseries, biscuits et autres gourmandises.

Il faut souligner que, contrairement à une idée reçue, les hommes consomment plus de sucre (environ 60 %) que les femmes !

Le sucre et la santé

Contrairement à ce que beaucoup de gens pensent, le diabète n'a pas forcément grand-chose à voir avec une consommation de sucre élevée. Il peut être lié à un facteur génétique, à une déficience de l'insuline ou à un surpoids qui bloque l'action de l'insuline. Et même si on limite la consommation de produits sucrés chez les diabétiques, on ne peut pas incriminer seulement le sucre dans l'apparition de cette maladie. En revanche, une consommation excessive de sucre est responsable de ce qu'on appelle la stéatose hépatique, ou « foie gras », maladie extrêmement répandue aujourd'hui. Le problème, c'est qu'elle peut évoluer en cirrhose dite non alcoolique. Malgré cette nuance, les risques à terme restent les mêmes que ceux de

> **→ Sucre blanc et sucre roux**
>
> Blanc ou roux, le sucre que l'on trouve dans le commerce est essentiellement du saccharose. Le sucre blanc en contient au moins 99,8 %, purifié et cristallisé, tandis que la teneur en saccharose du sucre roux oscille entre 85 % et 95 %. Ce sont des impuretés qui sont responsables de sa couleur et de son léger goût de rhum. Le sucre roux se nomme « vergeoise » quand il est extrait de la betterave et « cassonade » quand il provient de la canne à sucre. Mais les valeurs nutritionnelles sont strictement les mêmes.

la cirrhose alcoolique : destruction du foie et, à un stade avancé, cancer du foie.

Par ailleurs, comme je l'ai expliqué au chapitre sur les nutriments (voir p. 167), une consommation excessive de sucre conduit à une augmentation de la circulation des graisses dans le sang. Comme le corps n'a pas la capacité de stocker trop de sucre, il finit par le transformer en graisses qui vont circuler dans le sang sous forme de triglycérides. Or, les chercheurs ont découvert que les triglycérides étaient aussi dangereux que le cholestérol pour le cœur et les vaisseaux sanguins, conduisant à l'apparition de plaques d'athérome qui bouchent les artères. Avec un risque accru de développer insuffisance coronarienne, infarctus, accident vasculaire cérébral, etc.

Une substance addictive ?

Récemment, quelques auteurs se sont amusés à appeler le sucre « poudre blanche », voulant ainsi l'assimiler à une drogue en s'appuyant sur le résultat de certaines expériences. On a effectivement réussi à démontrer que des rats auxquels on donnait beaucoup de produits sucrés devenaient plus addicts au sucre qu'à des drogues comme l'héroïne ou la cocaïne. Peut-on pour autant extrapoler ces résultats à l'être humain ? On n'a jamais vu quelqu'un cambrioler une boulangerie pour dérober des confiseries, ni apparaître un état de malaise puissant à cause d'un manque de sucre, en dehors des hypoglycémies accidentelles.

C'est plutôt la gourmandise qui nous pousse à rechercher le sucre, même si l'explosion des sucres cachés (voir p. 172) contribue encore un peu plus à nous faire rechercher la saveur sucrée.

Les industriels utilisent le sucre pour la conservation, car c'est une substance idéale pour prolonger la vie d'une denrée. Mais ils se sont rendu compte que le sucre permettait de modifier le goût de certains aliments et qu'un ajout même infime permettait d'obtenir des aliments qui séduisaient davantage le consommateur. Le problème, c'est que nous ne pensons pas que certains produits, le jambon par exemple (ce que j'ai démontré il y a une dizaine d'années), contiennent du sucre. Mais leur saveur nous plaît et nous allons donc en consommer davantage, jusqu'à favoriser même ce type de produits parce que leur saveur nous procure du plaisir. Si la comparaison avec les drogues a pu être établie, c'est parce qu'on a constaté que le sucre stimule les zones cérébrales du plaisir et nous offre une sensation que nous recherchons en permanence.

Signalons enfin que le sucre a un pouvoir endormissant, car il permet la sécrétion de mélatonine, qui favorise la venue du sommeil. Mais il suffit d'en consommer vraiment très peu, par exemple sous forme de lait (tiède), le lactose étant un sucre lui aussi doté de cette vertu. Le lait apporte aussi du tryptophane, un des huit acides aminés essentiels qui favorise la synthèse de la mélatonine.

Les boissons sucrées au cœur du problème

Le public semble aujourd'hui traumatisé par les préconisations de l'Organisation mondiale de la santé (OMS), établies sur des normes étudiées. Pourtant, les doses autorisées restent tout à fait raisonnables : 50 g de sucre rapide par jour pour les femmes et 60 g pour les hommes. Ce qui laisse une marge suffisante.

Le vrai problème de la surconsommation de sucre provient en fait des boissons sucrées. Et là il faut incriminer tout autant les sodas que les jus de fruits, même si on a mis longtemps à en prendre conscience.

Un soda contient en moyenne 13 g de sucre pour 100 g (pour les plus élevés), un jus de fruits à peu près autant. Concrètement, cela signifie qu'une cannette de soda comme de jus de fruits fournit à elle seule 40 g de sucre, soit à peine moins que la valeur maximale recommandée par l'OMS. Or, il n'est pas rare de boire deux grands verres de jus de fruits le matin, tout en étant convaincu qu'on a bien agi pour sa santé.

Comparés aux jus de fruits, les fruits frais ont l'avantage d'apporter des fibres, qui ralentissent l'absorption du sucre. Ce qui les rend plus intéressants. Mais il n'en demeure pas moins que j'en limite la consommation dans ce régime.

Les sirops d'agave ou d'érable et le miel

Je ne sais pas si c'est un effet de marketing voulu ou non, mais j'ai remarqué que beaucoup de gens se sont mis à consommer des sirops d'érable ou d'agave, persuadés que ce n'était pas du sucre. Ce qui est faux. Ces deux produits sont des mélanges de sucres simples équivalant à de l'eau sucrée, avec une teneur en saccharose (68 g pour 100 g) certes inférieure à celle du sucre pur. Mais cela reste du sucre !

Le miel est à classer dans la même catégorie. C'est un produit sucré… et rien de plus. Toutes les histoires à propos de ses merveilleuses propriétés sont des contes de fées. Il contient certes des minéraux, oligoéléments et autres micronutriments, mais en quantité tellement réduite que cela n'a pas d'action positive sur la santé. Sauf sur un point : les oto-rhino-laryngologistes considèrent que la viscosité du miel est intéressante dans les infections pharyngées ou laryngées, car elle a un pouvoir couvrant sur la muqueuse susceptible d'emporter une partie des germes qui se développent à la surface.

Et les enfants ?

Faut-il vraiment éviter à tout prix de donner du sucre aux enfants ? À mon avis, non. D'abord parce que c'est quasiment impossible (ils trouveront toujours le moyen d'en consommer en dehors de chez vous). De surcroît, les effets du sucre, si sa consommation reste mesurée, sont beaucoup moins problématiques durant la croissance que chez l'adulte. Limiter leur consommation de sucre est à envisager simplement comme un facteur éducatif, pour éviter une appétence pour la saveur sucrée trop prononcée et qui ne peut que se renforcer au fil du temps. Donc, inutile de jouer les parents trop sévères sur ce point. Un contrôle de la consommation de sucre sera sans doute plus profitable qu'un interdit.

Le sucre dans les régimes

Les régimes changent souvent, en fonction de la mode… et des avancées de la science. Ainsi, ils ont longtemps fait l'impasse sur les graisses, ce qui est moins le cas aujourd'hui. Il faut dire que nos connaissances sur les lipides se sont considérablement améliorées. Nous savons désormais qu'une consommation minimale est indispensable au fonctionnement de l'organisme.

Aujourd'hui, c'est le sucre qui se trouve dans la ligne de mire des régimes. Pendant longtemps, dans l'élaboration des programmes amaigrissants, nous restions concentrés sur les valeurs caloriques des aliments, ce qui nous a conduits à réduire de façon drastique les matières grasses. Une réduction des lipides reste la règle aujourd'hui, mais de façon nettement moins marquée.

La question des apports en sucre n'est certes pas nouvelle, mais certains éléments sont en train de changer. Pendant toute une période, les régimes opposaient sucres simples (ou rapides) et sucres complexes (ou lents). Or ce distinguo est en train d'évoluer. Car un sucre peut être complexe (par exemple, la pomme de terre, qui contient de l'amidon) mais se comporter comme un sucre rapide, alors qu'un produit très sucré consommé en fin de repas sera en quelque sorte un sucre lent, parce qu'il va bénéficier du processus global de la digestion et être ainsi absorbé plus lentement.

En décidant d'élaborer ce régime, j'ai diminué nettement tous les sucres, y compris les sucres lents, comme les féculents et les produits céréaliers. Car eux aussi se transforment en glucose pour passer dans le sang. Leurs effets sont donc équivalents à ceux des sucres rapides même s'ils sont plus lents à se manifester.

En tout cas, dans le régime que je présente ici, il n'y a aucun sucre rapide et les sucres dits complexes ou lents que j'ai choisis sont toujours riches en fibres (légumineuses ou pain complet).

Je ne pense pas que les données concernant le sucre se modifieront beaucoup au fil du temps. Cependant, même si limiter les apports en sucre est un facteur de contrôle du poids, sans oublier tous les autres bénéfices pour la santé, il ne faut pas négliger les autres paramètres, comme le contrôle de la quantité et de la qualité des lipides ingérés, ainsi que le choix des protéines. C'est d'ailleurs ce que je vous propose avec ce régime.

- 16 -
CES ALIMENTS QUI NOUS FONT GROSSIR

Vous ne m'en voudrez pas, je l'espère, d'évoquer mes souvenirs, mais nous avions l'habitude, quand j'étais à l'hôpital, de présenter à nos patients une liste d'aliments interdits et une liste d'aliments autorisés. Ce qui faisait entre nous l'objet de vifs débats, car nous étions partagés entre deux stratégies : soit n'établir qu'une liste des aliments autorisés, soit maintenir ces deux listes.

La première option permettait d'éviter de culpabiliser nos patients et de stigmatiser des aliments. Mais je me suis rendu compte, au fil de ma pratique, que beaucoup de personnes venues nous consulter, sans doute du fait de la multiplicité des informations, avaient de nombreuses lacunes dans le domaine nutritionnel, notamment sur la valeur calorique des aliments. C'est pour cela que, pour la première fois depuis longtemps, je me suis permis de donner dans ce régime des aliments « particulièrement recommandés » et des aliments « à éviter », et même à proscrire tout simplement pour réussir son régime !

Il faut rappeler que les aliments peuvent nous faire grossir de deux façons : soit parce que leur charge énergétique (c'est-à-dire leur valeur calorique) est très élevée, soit parce que leur transformation dans l'organisme conduit à un stockage des graisses.

Une charge énergétique élevée reste cependant la principale cause de prise de poids, en particulier avec ce que j'appelle « faux amis », ces aliments « trompeurs » qui présentent à la fois un bénéfice nutritionnel avéré et une charge énergétique élevée. Ce sont des aliments très riches en graisses et/ou en sucres. En définitive, leurs atouts ne compensent pas les conséquences pour la santé de leur valeur calorique. Je vous propose donc d'examiner de plus près certains de ces faux amis.

Huiles, beurre et margarine

Nous avons dit plus haut que les huiles étaient bénéfiques pour la santé. Néanmoins, je classe ces matières grasses dans la catégorie des faux amis pour deux raisons. La première, c'est que la plupart des matières grasses ont un taux calorique très élevé. Par exemple, 100 g de beurre comptent environ 750 kcal et 100 g d'huile environ 900 kcal. Un record, car ces deux aliments sont essentiellement constitués de lipides dont la valeur calorique est de 9 kcal par gramme.

Par ailleurs, leur emploi est difficile à maîtriser. Dans les recettes de cuisine, vous trouverez rarement des consignes du type « Ajouter 5 g de beurre dans la sauce ».

Vous-même, est-ce que vous prenez vraiment une cuillère à soupe pour mesurer l'huile que vous déposez dans la poêle ? J'imagine que vous la versez directement depuis la bouteille, persuadé que « ça doit faire à peu près une cuillerée à soupe ». Donc, on s'oblige bien souvent à contrôler chaque aliment que l'on va mettre dans son assiette pour baisser la garde au moment de préparer l'assaisonnement ou de graisser l'ustensile de cuisson !

J'ai eu l'occasion de visionner une archive d'une émission de télévision où Raymond Oliver expliquait comment préparer des crêpes. S'il donne des quantités presque précises (« environ 2 cuillerées à soupe d'huile » ou « environ 400 g de farine »), il « mesure » à vue d'œil le beurre, l'huile, la bière ou la farine ! C'est tellement drôle

➔ Beurre et margarine : aussi caloriques

Contrairement à ce que beaucoup de gens pensent, la margarine est quasiment aussi calorique que le beurre (717 kcal pour 100 g). Si la première est une huile émulsionnée à l'eau, le beurre est préparé à partir de lait, qui contient lui aussi une quantité importante d'eau.
C'est d'ailleurs sur ce principe que sont préparés la plupart des produits allégés. Pour diminuer leur valeur calorique, les fabricants y ajoutent bien souvent de l'eau. Donc, en vous facilitant la vie avec des plats préparés allégés, ce sont surtout les petites « embrouilles » de l'industrie agroalimentaire que vous facilitez.

que j'ai revu la vidéo à plusieurs reprises. Personne ne ferait aujourd'hui des crêpes de cette façon, par souci bien entendu de diététique. Mais n'oublions pas que, à cette époque (cette archive date de 1957), la dépense d'énergie était beaucoup plus importante qu'aujourd'hui, car les gens se déplaçaient à pied, avaient souvent un travail très physique et étaient moins bien protégés du froid.

Donc, pour finir sur les huiles, ce sont des aliments que je ne proscris pas dans le régime que je vous propose ici, mais que je vous invite à gérer de façon très rigoureuse, en mesurant très précisément les quantités employées.

L'alcool et ses dérivés

L'alcool est un aliment dans la mesure où il fournit de l'énergie, mais on oublie de dire que l'éthanol qu'il contient est l'une des premières drogues récréatives que l'homme ait inventées. Il agit un peu à la façon d'un psychotrope.

Ceci étant, la médecine s'accorde aujourd'hui pour dire que le vin, consommé en quantité limitée (un verre par jour), permettra d'abaisser le mauvais cholestérol et de protéger le cœur.

Il n'en demeure pas moins que l'alcool présente trois problèmes majeurs. Le premier, c'est que 1 g d'éthanol apporte 7 kcal, ce qui le place juste derrière les lipides. Le deuxième, c'est que l'éthanol augmente la capacité à manger, car il a un effet désinhibant. Enfin, l'éthanol – contrairement aux sucres, qui sont dépensés par le muscle – ne se dépense que sous forme de chaleur, sauf quand il est transformé en lipides et en sucres.

C'est pourquoi je vous invite à oublier le vin pendant toute la durée de votre régime (ou alors de l'envisager comme un écart à « gérer »). Quant aux cocktails alcoolisés, ils présentent l'inconvénient de rajouter encore un peu plus de sucre à ceux déjà apportés à l'organisme par l'éthanol.

Les oléagineux

Les oléagineux (cacahuètes, noisettes, amandes, noix et noix de cajou, mais aussi les graines de courges de tournesol, etc.) jouissent depuis quelques années des faveurs du public. Et ce, pour deux raisons. D'une part, ils sont très riches en fibres et en protéines. D'autre part, les graisses qu'ils contiennent font partie de ce qu'on appelle les « bons gras », riches en oméga-6 et, dans une moindre proportion, en oméga-3.

Par un effet de mode, tout le monde s'est habitué à consommer amandes, noix ou noisettes en collation. Avec, pour le justifier, l'argument que cela réduit les fringales. Ce qui s'explique très simplement : comme je l'ai dit, une augmentation des graisses circulant dans le sang a un effet de coupe-faim plus important que la consommation de sucre.

Pour autant, les oléagineux restent des aliments très caloriques (entre 540 kcal aux 100 g pour les graines de courge et jusqu'à 750 kcal pour les noix de pécan). Par ailleurs, comme pour les matières grasses, il est rare que nous les mesurions précisément. Savez-vous exactement combien pèse une poignée d'amandes ?

J'ajouterai que je m'en sers pour faire prendre du poids des patients trop maigres. Entre 50 et 100 g de fruits oléagineux variés consommés en collation l'après-midi, associés à des jus de fruits très sucrés (raisin ou pruneau) pour augmenter la ration calorique journalière de presque 1 000 kcal. Ce qui est tout à fait suffisant pour prendre à peu près 2 kg en deux semaines.

Riches en graisses et en sucres !

Ces produits sont loin d'être nos amis, même si les industriels nous vantent leurs mérites pour contrer nos coups de pompe ! Car ils combinent des taux élevés en graisses **et** en sucres ! Ils contiennent en général 40 % de graisses et 35 à 40 % de sucres, ce qui en fait des produits très énergétiques (autour de 500 kcal pour 100 g). Donc une petite barre de 50 g apporte quand même 250 kcal, donc plus que la même quantité de protéines ou de glucides complexes. Rappelons aussi que le sucre appelle le sucre et que les graisses exaltent le goût du sucre. La combinaison des deux devient une source de surcharge calorique très importante… et très risquée.

Il existe beaucoup d'autres produits du même genre dont les publicités font l'article, sans négliger de se conformer à la loi en mentionnant cette mise en garde : « Pour votre santé, bougez, évitez de manger trop gras, trop salé, trop sucré, mangez cinq fruits et légumes par jour. » Ce qui est un vrai progrès par rapport à toutes ces années où cette mention ne figurait pas sur les emballages. Il n'en demeure pas moins que ce slogan met sur le même plan des risques différents. Car la surconsommation de produits très gras et très sucrés est en définitive plus dangereuse que la sédentarité.

Regardez bien les étiquettes

En général, le taux de graisses dans les aliments conditionne sa valeur calorique. Ainsi, l'avocat est un légume plus riche que les autres, parce qu'il contient plus de graisses.

Mais les graisses sont une substance très employée par l'industrie alimentaire, car elle coûte beaucoup moins cher que la matière première d'une préparation. Bien lire les étiquettes vous évitera bien des déconvenues… et des risques pour votre poids. Ainsi, ce blanc de poulet riche en protéines maigres, donc idéal pour maîtriser son poids, devient nettement moins innocent quand il est cuisiné avec un peu de crème fraîche émulsionnée avec des huiles végétales. D'un coup, sa teneur en graisse s'élève fortement.

Je me suis souvent amusé à la lecture de certaines étiquettes dans les supermarchés. Certaines conserves de poisson à l'huile (thon ou sardine) contiennent plus d'huile que de poisson !

- 17 -
DES ALIMENTS POUR MAIGRIR ?

Là, je m'amuse un peu. Depuis que je m'entraîne à faire des vidéos Youtube, j'adore regarder ce qui captive les gens. Et comme j'ai réalisé une vidéo sur « les aliments qui font le plus grossir », j'en ai également proposé une sur « 5 aliments pour maigrir ». Je sais que ce type de propos contrarie certains de mes confrères, car beaucoup d'entre eux ont l'habitude de dire qu'on peut consommer indifféremment tous les aliments. Ce qui est une hérésie.

Dans l'esprit de mes vidéos sur Youtube, j'ai donc écrit ce chapitre consacré aux aliments qui font maigrir. Ce sont soit des aliments ayant des valeurs énergétiques très faibles et dont même une petite surconsommation n'entraîne pas de prise de poids, soit des aliments particulièrement riches en protéines pour augmenter la satiété.

Les œufs

C'est sans doute l'aliment le plus intéressant de cette catégorie car sa valeur calorique est relativement faible : environ 150 kcal pour 100 g, soit en moyenne 120 kcal par œuf. Soit 1,5 kcal par gramme. Surtout, l'œuf contient 12 % de protéines, 10 % de graisses (en général, car ce taux peut varier selon le mode d'élevage des poules) et quasiment pas de glucides : en moyenne 1 g pour 100 g. Voici donc un aliment qui apporte à la fois des protéines, qui entraînent un effet de satiété, et des lipides, qui augmentent la satiété.

Par ailleurs, il est également riche en vitamine A, en vitamine B, en fer, en calcium. De surcroît, un œuf apporte des acides gras mono-insaturés, donc des acides gras de très bonne qualité qui ont un effet protecteur sur le système cardio-vasculaire. On a longtemps diabolisé les œufs pour leur taux de cholestérol (entre 225 et 300 mg pour un œuf), mais nous savons désormais que le cholestérol est produit à 75 % par le corps et seuls 25 % proviennent de notre alimentation. Donc, à moins de consommer six œufs par jour, le risque est faible pour la santé, alors que les bénéfices (satiété et protection du système cardio-vasculaire) ne sont pas à négliger.

Les produits laitiers

Le débat oppose cette fois produits laitiers allégés et produits laitiers entiers. Les produits allégés ont été débarrassés de leurs matières grasses par un processus industriel et ne contiennent plus que des protéines et un peu de glucides sous la forme de lactose (un sucre dont le goût est moins prononcé que le sucre de table, mais qui reste quand même du sucre !). L'immense succès du régime Dukan a été en partie lié au fait qu'il préconisait une consommation massive de fromage blanc à 0 % (ce qui a fait pendant quelque temps la fortune de la marque Câlin).

Le conseil est d'ailleurs pertinent, car les fromages blancs et yaourts à 0 % de matières grasses, très riches en protéines et contenant beaucoup d'eau, provoquent un bon rassasiement, avec une valeur calorique relativement faible. Mais la différence avec des produits entiers est finalement très faible : un yaourt nature (125 g) ne compte que 90 kcal, contre 40 kcal pour un yaourt à 0 %. C'est pourquoi ma préférence va désormais aux yaourts nature, car il faut un peu de matières grasses dans un régime pour renforcer l'effet de satiété des aliments.

Les fruits et les légumes

Les fruits et les légumes sont composés essentiellement d'eau et de fibres. Bien sûr, ils apportent des vitamines et des minéraux, mais leur valeur calorique excède rarement 70 kcal pour 100 g, sauf ceux qui sont un peu plus riches en glucides (voir p. 138 pour les légumes et p. 141 pour les fruits).

➔ Un bouillon coupe-faim

Je conseille souvent d'utiliser comme coupe-faim l'eau de cuisson des légumes (bien lavés au préalable, bien sûr). C'est en outre une boisson très riche en minéraux, à conserver au frais et à boire tout au long de la journée.

En nutrition, on s'intéresse de plus en plus aux fibres car on sait désormais que, lors de leur passage dans l'intestin, elles stimulent la fermentation bactérienne et augmente la qualité du microbiote (voir p. 191), responsable du bon fonctionnement du système immunitaire et impliqué dans la prévention de certaines maladies, mais également dans la prévention du surpoids.

De surcroît, lorsqu'elles arrivent dans l'estomac, les fibres se dilatent en se gorgeant d'eau, entraînant une augmentation du volume de l'estomac et de l'intestin, ce qui provoque la satiété.

Quand on cumule tous ces facteurs (faible valeur calorique, amélioration du microbiote et augmentation de la satiété), on obtient des aliments à privilégier dans un régime amaigrissant, parce que leur consommation en quantité suffisante permet de compenser les privations d'autres aliments. C'est toute la problématique de ce chapitre un peu anecdotique.

Le café et le thé

Ces produits ne contiennent quasiment pas de calories. Plus encore, tous deux comportent de la caféine, substance légèrement excitante qui a pour effet de doper en quelque sorte l'organisme. Les gens qui consomment beaucoup de café ont souvent une baisse d'appétit. Mais attention aux effets négatifs de la caféine, qui se manifestent quand on boit beaucoup de thé ou de café dans un temps très court.

Par ailleurs, une consommation régulière de café pourrait réduire de 50 % le risque de développer un cancer du foie. Cela pourrait aussi améliorer les facultés intellectuelles, avec une diminution de l'incidence des maladies de Parkinson et d'Alzheimer. Je me méfie cependant un peu de telles études, dont beaucoup sont commandées directement par les industriels qui cherchent à mettre ainsi en valeur des bénéfices santé pour leurs produits. Avant d'extrapoler des données de ce type, il convient de s'assurer qu'il n'existe aucun lien d'intérêt entre l'industriel et le laboratoire qui réalise l'étude.

- 18 -
MÉTHODES AMAIGRISSANTES : BEAUCOUP DE PROMESSES NON TENUES !

Sommes-nous devenus plus sages ? Je ne le crois pas. Je vois ainsi fleurir depuis quelque temps des publicités abusives. Tel fabricant nous propose de mincir pendant la nuit avec ses seules gélules, tel autre nous suggère d'appliquer régulièrement sa crème pour réduire efficacement nos cellulites. Quant aux sudisettes, censées vous faire perdre du poids en vous faisant transpirer, elles semblent faire un retour remarqué, les marques les ayant artistement relookées pour les rendre plus « glamour ».

Je n'irai pas par quatre chemins : tous ces systèmes sont des gadgets. Les crèmes n'ont jamais marché et ne marcheront jamais tant qu'elles ne pourront pas traverser la peau et atteindre les cellules de graisse. Et même si elles y parvenaient, il faudrait qu'elles aient les moyens d'éliminer cette graisse.

Je suis allé regarder de près d'autres innovations qui affirment pouvoir aider à se délester de quelques kilos.

➔ **Les sites en ligne de livraison de repas minceur à domicile.** Le roi de l'innovation, c'est « Comme j'aime », qui propose de simplifier la mise sous régime en livrant dans un grand carton l'ensemble de ce que nous devons manger sur une semaine, à des tarifs quand même prohibitifs ! Avec mon équipe de diététiciennes, nous nous sommes amusés à calculer le prix de revient de cette formule si l'on fait ses courses en supermarché. Il suffit de prendre la feuille de régime livrée avec les ingrédients et d'aller faire ses courses. Nous sommes arrivés à un total de 120 € pour le mois, quand la formule coûte presque 500 € par mois. Soit un prix quatre fois plus élevé ! Il faut bien payer la publicité et les standardistes.

Jenny Craig, une société australienne, avait déjà proposé ce service en France dans les années 2010, mais sans réussir à s'imposer, malgré une offre pédagogique intéressante. Cette intention vertueuse n'a pas été récompensée commercialement. Il est tellement plus simple de livrer des repas en abandonnant les clients à eux-mêmes.

Avec le développement des livraisons à domicile, ce système pourrait se développer, avec des offres moins chères et plus savoureuses. Car on reste dans le principe des plats préparés, rarement fabuleux sur le plan gustatif et confectionnés industriellement. Il existe désormais tellement de solutions simples pour raccourcir les temps de préparation, comme les légumes déjà épluchés ou râpés, les morceaux de viandes prédécoupés, et même certaines sauces toutes prêtes bien élaborées.

➔ **Le coaching en ligne.** Après une période de grande effervescence l'offre se raréfie. Mon site « Savoir maigrir » est l'un des rares à avoir fêté son dixième anniversaire, car il a été l'objet d'améliorations permanentes, avec des équipes solides et une vision probablement beaucoup plus prospective sur le long terme que bon nombre de ses concurrents aujourd'hui disparus.

➔ **Les sites sportifs.** Ils peuvent être intéressants, à condition d'éviter ceux qui ne s'intéressent qu'à la musculation. Par ailleurs, vous pouvez aussi trouver sur Youtube plein de vidéos pour pratiquer chez vous par exemple des exercices de gainage.

➔ **Les compteurs caloriques.** Ils fleurissent sur Internet, mais la plupart restent très imprécis. Autre inconvénient, ils sont rarement interactifs ou alors il faut à chaque fois rentrer ses données, ce qui les rend assez fastidieux à utiliser. Ceci étant, des progrès sont à prévoir dans les années qui viennent.

➔ **La reconnaissance photographique des aliments.** Le principe est simple : on photographie l'aliment que l'on veut consommer et une application en détermine la valeur calorique à partir de cette image. Seul problème, le système ne permet pas encore d'analyser la nature des assaisonnements et le mode de préparation, mais les choses évoluent. Je pense qu'il y a là une voie d'innovation importante. Il suffira de prendre un plat en photo, de l'envoyer à un serveur qui pourra donner immédiatement la composition de ce plat. Cela n'aidera pas que les gens qui veulent maigrir, mais plus généralement toutes les personnes qui ont des problèmes de santé liés à l'alimentation : cholestérol, diabète, allergie alimentaire. On peut même imaginer que le programme pourra nous conseiller quel type de dessert prendre après tel ou tel plat.

Pour autant, cela n'évitera pas les compulsions alimentaires ou le grignotage et ne résoudra pas l'épineuse question du désir de maigrir, de ce que j'appelle la motivation, indispensable à la réussite d'un régime. La prise en charge d'un régime nécessitera toujours, par ailleurs, de régler par exemple le problème psychologique à l'origine de la prise de poids, ou d'évaluer la part du génétique dans le surpoids. Sans oublier l'éducation alimentaire et la pédagogie qui doivent accompagner un programme de perte de poids.

➔ **Les probiotiques.** On sait désormais qu'une amélioration qualitative de la flore intestinale peut aider à réduire certaines obésités. Les probiotiques se trouvent en général dans les produits laitiers fermentés. Par ailleurs, une consommation de légumes riches stimule le développement des bonnes bactéries (on parle de prébiotiques, ou précurseurs des probiotiques).

On peut aussi avoir recours à des compléments alimentaires, sachant qu'il faut au moins 4 milliards de probiotiques dans une gélule pour qu'elle soit efficace, l'idéal étant d'avoir aussi différentes souches. Il peut être intéressant, durant un régime, de prendre 1 à 2 gélules de probiotiques par jour. Si leur efficacité reste encore débattue, on peut du moins les recommander sans risque.

➔ **La mélatonine.** C'est un inducteur du sommeil et un antioxydant. Une expérience sur des rats a montré qu'elle pouvait augmenter la prise alimentaire, donc la prise de poids, mais qu'elle inhibe cette réaction chez les personnes atteintes du syndrome du mangeur nocturne. Son action de régulation du sommeil est intéressante car elle permet la synthèse de la leptine, hormone de la satiété. On peut donc la recommander aux personnes présentant des troubles du sommeil associés à une prise de poids.

➔ **Les appareils.** Cryothérapie, cryolipolyse, lipobidule, lipomachin, lipostructure, tous ces appareils fleurissent. Je reste toutefois très partagé, car si certains traitements au laser peuvent avoir un effet brûleur sur les cellules de graisse, leur impact sur le surpoids reste très limité. Il s'agit donc avant tout de corrections esthétiques relevant de la subjectivité. Le risque est de placer un espoir démesuré dans ce type de méthode, au risque d'y perdre beaucoup d'argent… et d'abîmer encore plus son estime de soi.

➔ **La chirurgie.** Elle est dominée aujourd'hui par deux traitements : le by-pass et la sleeve. Le **by-pass** consiste en une réduction de l'estomac (ablation des deux tiers) et d'une partie de l'intestin pour réduire le volume d'ingestion alimentaire. C'est une technique qui a fait ses preuves. Son remboursement est réservé aux personnes souffrant d'obésité grave, avec un IMC d'au moins 35. Il y a toutefois un bémol : au bout de quelques années, une reprise de 15 à 20 % des kilos perdus se produit le plus souvent. Par ailleurs, les contraintes biologiques et médicales induites par le by-pass sont lourdes. C'est pourquoi cette opération exige qu'on soit bien accompagné pour peser le pour et le contre et son emploi doit être réservé aux obésités les plus lourdes.

La **sleeve** est une réduction simple de l'estomac. C'est une intervention qui se banalise de plus en plus. Elle est beaucoup plus simple que le by-pass et ne pose pas les mêmes problèmes sur le long terme. En fait, elle permet de réduire l'appétit à cause de la gêne provoquée par la réduction de l'estomac. C'est une des rares solutions pour les personnes qui échouent dans tous les régimes et qu'il faut absolument faire maigrir. Ce n'est donc pas une solution à visée « esthétique ».

En revanche, le **ballon** ou l'**anneau** ne sont pas de très bonnes techniques. Parce que, à terme, le risque d'incidents est élevé et parce que les résultats ne sont pas très encourageants. On obtient des amaigrissements d'une quinzaine de kilos maximum, avec une reprise de poids relativement rapide.

➔ **L'hypnose.** Personnellement, j'y crois de plus en plus. Cette méthode de suggestion permet d'intervenir sur les troubles du comportement alimentaire et peut aider à modérer les prises alimentaires. Les résultats sont très variables et dépendent à la fois de la valeur du praticien et de la réceptivité de l'hypnotisé. Cette pratique demande aussi un engagement sur la durée, car il faut répéter régulièrement les séances pour obtenir un résultat positif à long terme.

➔ **L'acupuncture.** J'ai tendance à la considérer comme une technique de suggestion, au même titre que l'hypnose, mais avec des aiguilles. À ce jour, aucune preuve scientifique formelle d'une réduction du surpoids ou de la prise alimentaire grâce à l'acupuncture n'a été apportée. Pourtant, je pense qu'elle peut contribuer à aider les personnes qui veulent maigrir. Parce qu'elle implique des rendez-vous réguliers avec un praticien, elle peut fonctionner un peu comme une alerte sur son smartphone pour rappeler qu'on est au régime, et ces rendez-vous réguliers sont un stimulant. Observons qu'il existe toujours quelques médecins qui reçoivent leurs patients tous les deux ou trois jours pour les peser et les engueuler, et cette pratique fonctionne malgré la brutalité de la méthode et son extrême simplicité. Parce qu'il s'agit d'une sorte de coaching rapproché.

➔ **La mésothérapie.** Si elle n'a pas fait ses preuves pour la perte de poids, elle peut améliorer l'aspect de la peau dans les zones de surcharge graisseuse. Et le recours à cette technique offre à peu près les mêmes intérêts que l'acupuncture en termes d'accompagnement.

➔ **L'homéopathie.** Exactement la même chose, il n'existe aucune substance qui ait fait sa preuve.

En résumé, certaines des techniques évoquées dans ce chapitre sont coûteuses pour un résultat peu probant, d'autres sont réservées aux personnes souffrant d'un grave surpoids, d'autres encore, à défaut que leur efficacité ait pu être scientifiquement prouvée, peuvent du moins accompagner les personnes en phase d'amaigrissement. Mais j'en reviens à cette vérité : pour maigrir, il n'y a pas d'autre solution que de suivre un régime, en ayant conscience des difficultés de la tâche. Voilà pourquoi je continue à écrire des régimes que je change d'année en année.

PARTIE V

LE SENS CACHÉ DES KILOS EN TROP

Même si vous êtes très motivé, il faut savoir qu'un régime reste une aventure assez difficile, qui implique parfois de comprendre certains blocages pour mieux les dépasser. Qu'ils soient d'ordre psychologique, liés à notre patrimoine génétique, à notre mode de vie ou aux aux habitudes culturelles ou familiales, ce sont des élements qu'il faut identifier pour aborder au mieux son régime. Avec mes patients, je travaille à rechercher ces ces facteurs susceptibles de freiner leur amaigrissement afin d'élaborer un programme adapté. Je vous invite aussi à examiner votre parcours et vos habitudes de vie afin d'avoir en main toutes les cartes pour mener à bien votre régime.

- 19 -
COMPRENDRE SA PRISE DE POIDS

Le rôle d'un médecin nutritionniste ne se limite pas à prescrire un régime à son patient. Il doit aussi l'aider à comprendre l'origine de sa prise de poids, à la fois pour établir un diagnostic et pour évaluer avec lui ses objectifs. Beaucoup de personnes qui veulent perdre du poids ont des objectifs irréalistes, résultant souvent de projections imaginaires. Certains rêvent par exemple de retrouver le poids de leurs 20 ans, sans tenir compte du fait qu'ils ont vieilli, perdu sans doute un peu de muscle et pris de la graisse. Autant de phénomènes tout à fait normaux.

Il faut aussi prendre en compte les facteurs esthétiques, un amaigrissement trop prononcé pouvant perturber l'image de soi et altérer une certaine harmonie. Certaines personnes ont ainsi intérêt à être un peu plus « remplies » que maigres, pour une silhouette en accord avec leur morphologie. C'est pourtant un paramètre assez difficile à faire comprendre, car le seul vrai repère objectif que nous ayons en termes de poids, c'est bien souvent notre seule balance. Or elle ne reflète que notre masse totale. Sauf si nous utilisons un impédancemètre, qui évalue le taux de graisse dans le corps.

Il faut savoir aussi que beaucoup de prises de poids sont liées à des étapes de la vie. Ainsi, chez les enfants, après les rondeurs des toutes premières années, la corpulence diminue jusqu'à 6 ans environ. À cet âge, il est fréquent que se produise ce que les médecins appellent un rebond adipeux, qui doit être surveillé de près, parce qu'il est considéré comme prédictif d'un risque futur d'obésité, en particulier quand il est précoce (vers 4 ans). Connaître le passé d'un patient permet ainsi de mieux évaluer les facteurs d'échec ou de réussite.

Il en va de même pour les prises de poids après la grossesse ou la ménopause – mais aussi après l'andropause chez les hommes[6] –, qui rendent souvent la perte de poids plus difficile à réussir.

Il existe aussi ce que j'appelle les « kilos psychologiques », liés à des événements en particulier, et dont nous reparlerons au chapitre 20. Ces événements ont en général provoqué des modifications du comportement alimentaire ayant entraîné une augmentation de la prise alimentaire, donc du poids. D'ailleurs, il est assez fréquent que les dates anniversaires de l'événement soient l'occasion d'une nouvelle prise de poids ; elles sont donc, là encore, une donnée à prendre en compte dans le suivi d'un patient.

---

6. On a surtout tendance à évoquer des kilos de la ménopause, mais la prise de poids existe aussi chez les hommes au moment de l'andropause, même si on en parle moins.

Un médecin nutritionniste doit donc faire avec son patient un travail de recherche des possibles causes d'une prise de poids et aborder un ensemble de questions, que je vous détaille ici.

Quand la prise de poids a-t-elle commencé ?

Si la prise de poids a eu lieu dans l'enfance ou l'adolescence, même s'il y a eu ensuite une perte de poids sous l'effet d'un régime, le pronostic est souvent défavorable. Car la situation laisse supposer soit un facteur génétique, soit un modèle alimentaire à risque. Et même si l'on entreprend un nouveau régime, la perte de poids sera toujours précaire, avec un risque élevé de reprise de poids. C'est ce qu'on appelle l'effet yo-yo. On peut expliquer ce phénomène à partir de ce constat: lorsqu'on ponctionne du tissu gras, on peut voir que les cellules de graisse sont en plus grand nombre chaque fois qu'il y a perte de poids et prise de poids. Mais elles sont également plus petites, ce qui rend l'amaigrissement plus difficile. C'est ce qui explique que, à effort équivalent, on n'obtient plus jamais les mêmes résultats au bout du troisième régime.

Il en va de même pour les prises de poids liées à plusieurs grossesses. On est d'ailleurs dans la même situation : si l'on perd du poids après une première grossesse et que l'on en reprend au cours d'une deuxième, puis de même pour les suivantes, la perte de poids devient chaque fois plus difficile tandis que la prise de poids est de plus en plus rapide.

À la ménopause ou à l'andropause, c'est la diminution de la masse musculaire (principale consommatrice d'énergie) qui est la cause de la prise de poids. En général elle reste assez modérée, de l'ordre de 4 à 7 kg chez les femmes, et impose soit une diminution des apports alimentaires, soit une augmentation de l'activité physique. L'augmentation régulière de la pratique de la gymnastique, notamment par les femmes de plus de 50 ans, semble pouvoir résoudre ce problème.

Parmi les éléments à rechercher, il y a bien sûr les dates symboliques, causes des fameux kilos psychologiques évoqués plus haut. Cela peut être un événement familial, financier, affectif, conjugal ou professionnel, sans négliger non plus les dates anniversaires des événements traumatiques. Dans ces cas-là, l'alimentation est venue panser une blessure. Ce sont souvent les prises de poids les plus faciles à résoudre, à condition bien entendu d'avoir réglé le problème sous-jacent.

Il y a enfin ce que j'appelle les « dates accidentelles », des événements qui n'ont pas forcément un impact psychologique au sens psychiatrique du terme, mais qui sont susceptibles de déclencher une prise de poids. C'est le cas de l'arrêt du tabac ou d'une intervention chirurgicale.

Trouver les origines de la prise de poids

Une fois que l'on a la date de la prise de poids, on arrive en général à isoler l'événement qui en a été responsable. À partir de cela, on va pouvoir distinguer plusieurs possibilités : prise de poids d'origine génétique, prise de poids d'origine psychologique, prise de poids d'origine sociétale (événements de la vie professionnelle, par exemple), prise de poids d'origine accidentelle (modification des paramètres de vie, comme dans l'arrêt de la cigarette). Il s'agit de comprendre ce qui a été à l'origine des kilos supplémentaires. Car les modalités du programme ne seront pas les mêmes selon les situations. Par exemple, il ne sert à rien de brusquer les choses quand la prise de poids a une origine génétique. Au contraire, il convient d'engager un travail visant à modifier le comportement alimentaire sur le long terme. En revanche, lorsque la prise de poids est accidentelle, seul un régime pourra être efficace, avec des consignes strictes pour éviter les récidives. Bien sûr, il ne suffit pas simplement de fixer un pronostic, mais il convient d'orienter la façon de maigrir en fonction de chaque cas.

La nature de la consommation alimentaire

Il existe deux façons de prendre du poids : consommer plus que ce que l'on dépense ou dépenser moins que ce que l'on consomme. Cela semble une évidence, mais c'est pourtant un des facteurs les plus importants à prendre en compte.

Nous avons tous beaucoup de mal à identifier une consommation alimentaire en excès. Essayez par exemple de dresser la liste de tout ce que vous avez mangé la semaine dernière. Vous pourrez sans doute retrouver les plats qui composaient vos repas, mais certainement pas les quantités exactes des matières grasses, la composition de l'assaisonnement. Et encore moins les petites gourmandises grignotées entre les repas.

Or, il est très faciles de manger un peu plus que prévu. Il suffit par exemple de stocker beaucoup d'aliments dans ses placards. Et plus encore, des aliments riches. Sans vous en rendre compte, vous allez augmenter considérablement la valeur calorique de ce que vous avez absorbé en ayant l'impression qu'il ne s'est rien passé. Il suffit parfois de changer de marque de yaourt pour augmenter le bilan calorique de 100 à 150 kcal par jour, ce qui suffit à faire prendre 1 kg en un mois. Quand vous consommez un yaourt qui contient 15 g de sucre, vous absorbez entre 110 et 120 kcal. Si vous achetez des pains industriels briochés, chaque tranche de pain augmente la facture de 150 kcal. Donc, un yaourt et une tranche de pain vous apportent en tout 260 kcal. Cet exemple peut se décliner à l'infini si l'on étudie chaque catégorie d'aliments. C'est ce qui justifie, entre autres, de vérifier attentivement la composition des aliments que l'on achète pour éviter de commettre des erreurs.

Le corps humain est à la fois capable d'équilibrer de façon spontanée et naturelle ses apports et de se dérégler imperceptiblement. Il suffit d'une augmentation de 10 % de la prise alimentaire pour provoquer une prise de poids. Voilà pourquoi il est très important de tenir de temps en temps un carnet alimentaire, notamment en cas de prise de poids brutale (ou de stagnation durant un régime).

La mesure de l'activité

C'est un autre facteur déterminant pour comprendre la prise de poids et mettre sur pied le programme le plus adapté. Sans modification de ses prises alimentaires, une personne de 30 ans aura souvent un léger surpoids par rapport à l'adolescent qu'il a été. Pour une raison simple : l'adolescent a l'habitude de bouger, de marcher pour aller au collège, de faire du sport, alors que l'homme adulte peut être beaucoup plus sédentaire ou consacrer davantage de temps à la préparation de repas gourmands. La diminution de l'activité est un facteur largement suffisant pour générer une prise de poids. Mais c'est un facteur facile à corriger. La plupart du temps, lorsque l'on souligne ce paramètre, on arrive à obtenir une augmentation de l'activité physique proportionnelle à celle que la personne avait plus jeune, chez les hommes comme chez les femmes.

D'où l'intérêt des objets connectés et des applications à télécharger sur nos téléphones pour mesurer notre activité physique. On considère qu'il faut faire au moins 5 000 pas par jour, et idéalement 10 000 pas (l'équivalent de 7 à 8 km), pour éviter les prises de poids, voire permettre une perte de poids.

Les prises de médicaments

C'est l'une des causes les plus fréquentes de prise de poids. Certains médicaments entraînent des augmentations de poids importantes et durables, comme les traitements hormonaux (contraception, traitement de certains déficits hormonaux, traitement substitutif au moment de la ménopause ou après un cancer du sein). La prise de poids résulte alors d'une hausse de la rétention d'eau et de sels, d'une augmentation de la sédentarité et d'une capacité à synthétiser la graisse plus importante. Si on arrive en général à régler ces problèmes de poids, cela prend du temps.

La cortisone et les anti-inflammatoires provoquent également des prises de poids, mais les choses peuvent rentrer naturellement dans l'ordre si la prise des médicaments ne dure pas trop longtemps. Par ailleurs, certains antibiotiques ont la capacité de retenir le sel et certains antiallergiques ont tendance à augmenter l'appétit.

Ne parlons même pas des antidépresseurs dont beaucoup sont susceptibles d'occasionner des kilos supplémentaires par une augmentation de l'appétit et par une diminution de l'activité physique.

Les mauvais régimes

Les mauvais régimes ont tout faux. D'une part, ils génèrent une frustration qui va entraîner immédiatement une surcompensation alimentaire à la fin du régime. Ce phénomène a été constaté avec tous les régimes miracles. Qu'ils soient sans sucre ou exclusivement protéinés, leur décalage avec le comportement alimentaire antérieur est tel que, dès la fin du régime, on s'empresse de se jeter sur tout ce qui nous a manqué durant les semaines ou mois qui viennent de s'écouler. Or, j'ai insisté plus haut sur ce point : la régulation de la prise alimentaire est quelque chose de très subtil, qui se produit sur plusieurs années et qui prend en compte le modèle alimentaire qui nous a été inculqué. Lorsque ce modèle est brusquement bousculé sur une période suffisamment longue par des habitudes alimentaires qui lui sont totalement étrangères, il se dérègle définitivement.

Voilà pourquoi beaucoup de gens ayant pratiqué ce que j'appelle les mauvais régimes se retrouvent dans une situation inextricable, car ils ne reconnaissent plus leurs paramètres alimentaires et n'arrivent plus à freiner la prise de poids. C'est un peu comme le paramétrage d'un ordinateur : en cas de bug, il faut tout reprendre à zéro. Sauf que notre paramétrage alimentaire s'est élaboré sur des années… Les quelques semaines ou mois qui ont suffi à le déstabiliser vont se payer d'années d'efforts pour le « réinitialiser ».

De surcroît, tous ces mauvais régimes permettent d'afficher des kilos en moins sur la balance, mais le résultat est loin d'être aussi bon côté silhouette. Après un régime hyperprotéiné, les personnes se retrouvent souvent avec plus de graisse au niveau de l'abdomen. De même, en cas de diète trop prolongée, la fonte musculaire déstabilise l'équilibre global du corps. La silhouette est donc moins harmonieuse, même si le poids s'est amélioré.

Enfin, ce type de régime génère de nouvelles cellules de graisse qui provoquent systématiquement une reprise des kilos perdus, qui seront de plus en plus difficiles à perdre à mesure que ces épisodes se renouvellent.

Les changements de rythme

Les personnes qui ont des horaires décalés sont souvent sujettes à des prises de poids quand elles adoptent leurs nouveaux horaires de travail. Par exemple, les animateurs radio, qui commencent vraiment très tôt, peuvent avoir du mal à trouver leur rythme alimentaire. Parce que leur journée se retrouve totalement perturbée. Un réveil dans la nuit, avec un petit-déjeuner, puis une collation dans la matinée, puis un déjeuner souvent décalé vers 15 heures, un dîner suivi d'une nuit courte. Les paramètres des horaires de leurs prises alimentaires sont déréglés et il faut du temps pour que le corps s'adapte à ce nouveau rythme. C'est aussi le cas de toutes les personnes qui travaillent la nuit, et plus encore des personnes aux horaires irréguliers, comme le personnel soignant des hôpitaux qui alterne travail en journée et travail de nuit.

Le rythme des prises alimentaires est très personnel. Certaines personnes qui travaillent la nuit ont besoin de prendre un petit-déjeuner avant d'aller se coucher, d'autres le prendront au réveil, vers 14 h, et d'autres encore se contenteront d'un repas à 18 h et auront alors besoin de refaire un vrai repas autour de minuit, pour tenir jusqu'à la fin de leur séquence de travail.

Les sécrétions hormonales ont aussi leur mot à dire dans ces processus. Deux hormones sont impliquées ici : la leptine, qui augmente la satiété, et la ghréline qui augmente la sensation de faim. En général, on sécrète la leptine la nuit, pendant qu'on dort, et la ghréline dans la journée. En cas de changement de rythme, ces sécrétions sont décalées et il peut se passer l'inverse de ce qui est programmé dans l'organisme. Les autres hormones fonctionnent également selon un rythme nuit/jour, qui dépend de l'ensoleillement et de l'exposition à la lumière. Si cette exposition ne se fait pas au lever du jour (c'est souvent le moment où les personnes qui travaillent la nuit vont se coucher), il y a une augmentation de la sécrétion de cortisol à un moment où il est plus facile de stocker de la graisse (le cortisol augmente cette capacité).

Les troubles du sommeil

Quand un déficit en sommeil s'installe, quelles qu'en soient les raisons, la sécrétion de leptine et de ghréline se trouve altérée, et la perte de sommeil entraîne de façon quasi automatique une augmentation de la prise alimentaire. La durée de sommeil varie selon les personnes, mais elle peut aussi être modifiée par des changements de nos rythmes. Dans ce cas, les hormones ne sont plus sécrétées aux horaires habituels et on risque de prendre du poids.

Les perturbateurs endocriniens

Aujourd'hui, la plupart des substances environnementales ont un caractère polluant. Si nous ignorons comment y faire face, nous pensons que ces substances seraient impliquées, chez certaines personnes, dans le dérèglement du système hormonal, conduisant soit à une augmentation de la prise alimentaire, soit à une diminution de la satiété, soit encore à une augmentation de la sécrétion des hormones impliquées dans le stockage des graisses.

Le problème, c'est que nous manquons encore de données fiables sur le sujet. Nous savons que ce phénomène existe, sans savoir dans quelle mesure il affecte le fonctionnement de l'organisme ni comment, éventuellement, trouver la parade. L'agriculture biologique semble être une piste fiable pour éliminer ce risque, mais la grande distribution a fait des aliments biologiques un atout pour booster son chiffre d'affaires, sans vraiment se soucier de notre santé. Ainsi, il n'est pas rare de trouver des produits bio provenant de pays dont la législation est moins rigoureuse, en la matière, que la nôtre. Et ces fameux perturbateurs endocriniens auxquels nous tentons d'échapper peuvent se retrouver dans des aliments que nous achetons en toute bonne conscience. Avec, à la clé, une prise de poids pour certains d'entre nous, plus sensibles à ces substances.

- 20 -
L'IMAGE DE SOI

Êtes-vous sûr de vous voir comme les autres vous voient ? L'œil est un outil complexe, qui enregistre une image pour la transmettre à notre cerveau, lequel nous en donne en quelque sorte une représentation. Et il y a vraiment une construction intellectuelle autour de cette image. Ainsi, par moments, nous nous trouvons laids parce que les événements ont atteint l'estime que nous nous portons. À d'autres moments, alors que rien n'a changé dans notre physique, nous allons nous trouver beaux parce que des événements positifs enchantent notre quotidien.

La société influence largement l'image de soi. Il suffit, pour s'en convaincre, d'aller sur Internet pour chercher comment les critères de beauté évoluent selon les époques. Il y a des décennies, les rondeurs voire une certaine obésité étaient un critère de beauté, parce que c'était le signe d'une bonne santé, forcément liée à une prospérité économique permettant de lutter contre les maladies et contre la famine. L'espérance de vie était un signe de beauté des plus convaincants !

Aujourd'hui, la minceur est le nouveau critère esthétique, mais il se double aussi d'une prise en compte de notre longévité, car les progrès médicaux nous ont conduits à observer que l'on avait plus de chances de vivre longtemps si on n'était pas touché par un surpoids, voire une obésité[7].

Donc, pour en revenir à l'image de soi, ce que nous voyons de nous dans notre miroir ne correspond pas à notre seule réalité physique, mais elle est augmentée de tout ce qui se produit dans notre vie. Par exemple, beaucoup de personnes qui n'ont pas de partenaire vont envisager de perdre du poids, persuadés que leurs rondeurs sont responsables de leur solitude.

Prendre de l'âge contribue aussi, dans bien des cas, à avoir une image de soi dégradée. En se regardant dans la glace, faute de se trouver à son goût (rides, rondeurs, corps manquant de tonicité), une personne peut éprouver une certaine aversion pour elle, sans admettre que notre corps humain évolue fatalement à mesure que nous vieillissons. Quelques années plus tôt, il est probable que cette même personne ne se voyait pas de façon aussi négative, alors même qu'elle surveillait peut-être avec moins d'attention le contenu de son assiette… et ses courbes ! C'est que la sensation de vieillir affecte souvent très négativement l'image de soi.

---

7. Il faut sans doute tempérer cette affirmation, car des recherches récentes ont montré qu'un très léger surpoids pouvait être un facteur protecteur en reculant la mortalité de quelques années.

Et maigrir est également associé très souvent à un rajeunissement. Ce qui est vrai jusqu'à un certain point, car si la perte de quelques kilos permet de se sentir plus en accord avec soi, un amaigrissement excessif a tendance à faire vieillir les visages et à créer des silhouettes peu équilibrées.

Les autres jouent aussi un rôle dans la façon dont nous nous voyons. En bien comme en mal, d'ailleurs. Nous pouvons ainsi nous laisser envahir par des regards négatifs, ou ne pas tenir compte des regards positifs, par exemple de ces personnes qui vantent notre beauté malgré quelques kilos en trop. Ceci étant, à condition d'avoir une image de soi juste, ou de viser une transformation juste elle aussi (la perte des kilos qui nous empêchent de nous sentir bien et non pas de ceux que nous aimerions pouvoir perdre pour ressembler à un top model, alors que ce n'est pas notre morphologie), on peut tout à fait vouloir perdre ces quelques kilos et se donner les moyens d'y parvenir.

N'oublions pas non plus que les choix vestimentaires, les couleurs, la longueur des cheveux ou de la barbe pour les hommes ne cessent de varier. Et l'image de soi dépend aussi de tous ces éléments. Si elle est mauvaise, on peut essayer de la renforcer en utilisant tous les artifices possibles. Changer de coupe de cheveux, de style vestimentaire, modifier son maquillage, porter des talons, tous ces éléments peuvent aider à améliorer l'image de soi. Certes, quand cette préoccupation tourne à l'obsession, le risque est grand de se perdre dans cette quête d'une perfection ou de trop vouloir ressembler à quelqu'un d'autre. Mais tous ces efforts peuvent aussi aider à se sentir mieux dans sa peau. C'est ce qui explique d'ailleurs le succès de certaines émissions de télé-coaching.

Maigrir est-il un signe de beauté ?

Beaucoup de gens vous diront que la minceur ne fait pas tout, qu'on peut être beau et rond ! Mais la beauté, n'en déplaise à certains, est très liée à la représentation du corps propre à chaque époque. Or aujourd'hui, de façon quasi unanime, malgré les contestations récurrentes – justifiées – de ceux qui redoutent la discrimination, être mince ou plus mince est un critère de beauté.

Là encore, comme pour les régimes, il ne faut pas confondre la minceur ou un poids raisonnable avec la maigreur ou l'extrême maigreur. Or la confusion existe. Quand on parle de minceur, beaucoup de personnes pensent à la maigreur, alors que la silhouette idéale n'a rien de maigre. Elle est même « normative ». J'utilise ce terme à dessein, car il est bien question de définir une norme. Et ce ne sont pas les médias ou les podiums de mode qui la définissent, mais bien la société dans son ensemble – car les médias, en définitive, ne sont que l'incarnation du désir de la société. Le corps médical a d'ailleurs largement contribué à cette bonne image de la minceur, avec ses recommandations qui visent à inciter la population à réduire son poids.

L'espèce humaine ne cesse d'évoluer. Ces dernières décennies ont vu ainsi notre taille augmenter. Les enfants d'aujourd'hui ont gagné quelques centimètres sur leurs grands-parents. En cause, une amélioration de l'alimentation – au moins dans les pays riches. Puis la nourriture est devenue ces dernières années trop abondante, suivant en cela une logique économique qui nous incite à consommer de plus en plus, à manger de plus en plus riche, plus gras, plus sucré. Bref, à ne plus savoir refréner nos désirs, voire à les augmenter.

Donc oui, *à l'heure actuelle* – je précise bien « à l'heure actuelle » –, la minceur est un critère de beauté *dans notre société*. Ce n'est pas *mon choix*, c'est un choix général. Il reste encore des pays où le surpoids reste un critère de beauté. Je reçois parfois en consultation des femmes d'origine africaine dont la silhouette répond à nos critères occidentaux de la beauté, mais qui souhaitent prendre du poids pour plaire à leur compagnon.

Pour autant, la minceur n'est pas l'unique critère permettant de caractériser la beauté. Une silhouette harmonieuse ne se limite pas à des valeurs standardisées. Il existe ainsi des femmes très minces qui présentent une culotte de cheval très prononcée, comme il existe des femmes rondes à l'esthétique parfaite.

Il me semble d'ailleurs que les médecins n'insistent pas assez sur ces critères morphologiques, alors que leurs patients savent très bien les prendre en compte. On voit ainsi de plus en plus de personnes qui viennent pour un amaigrissement ciblé : ventre, hanches ou fesses… Un petit tour sur Internet saura vous en convaincre : les mots-clés « maigrir des hanches », « maigrir du ventre », « ventre plat » ou « fesses plus musclées » comptent parmi les recherches les plus fréquentes.

Quand vous maigrissez, en réalité, vous perdez du poids un peu partout et il est donc très difficile de cibler certaines zones. La chirurgie esthétique prend souvent le relais, mais les résultats ne sont pas toujours à la hauteur des espérances des patients, malheureusement !

Trouver sa beauté ?

Que la minceur soit un des critères de la beauté n'oblige cependant pas à négliger les autres ! Et la beauté ne se limite pas, comme je l'ai dit plus haut, aux seuls standards morphologiques d'une société à un moment donné.

La voix, sa tonalité, son débit, un sourire, un visage animé, la couleur des yeux, leur vivacité, sont autant d'éléments qui opèrent dans la séduction. Impossible de lister tout ce qui contribue à rendre une personne attrayante. Car il faudrait aussi y ajouter des éléments plus abstraits, comme le charisme, la sensibilité, l'ouverture d'esprit, la richesse intellectuelle… Parfois même, une voix particulièrement troublante suffit à nous emporter.

Au lieu de réduire la beauté à la seule minceur, pourquoi ne pas élargir le champ et travailler sur d'autres critères afin d'améliorer l'image de soi ? Plus encore pour les personnes qui ont du mal à perdre du poids. Elles peuvent gagner à travailler d'autres caractéristiques de leur personne pour améliorer leur séduction. Car la séduction n'est pas seulement tournée vers les autres. Pour avoir une bonne image de soi, il faut se sentir séduisant. Donc accepter de s'observer – en s'affranchissant de ces jugements qui réduisent une telle démarche à du narcissicisme !

Je finirais sur ces quelques mots : pour beaucoup de gens, la beauté semble un brin « vulgaire », sous prétexte qu'elle ne concerne que notre enveloppe corporelle, qu'elle ne rend pas compte de la valeur de notre esprit. Que l'essentiel est invisible pour les yeux… Eh bien je persiste pour ma part à penser que nous sommes à la fois corps et esprit, que les deux ont besoin d'être en harmonie, que l'équilibre se joue entre les deux. Et que oui, notre beauté physique mérite d'être l'objet de nos soins.

- 21 -
PSYCHOLOGIE, SURPOIDS ET AMAIGRISSEMENT

Vous pouvez trouver aisément une explication théorique de nos prises de poids et de nos envies de maigrir, le plus souvent avec des mots compliqués, qui éclairent rarement les lecteurs.

Ce qu'il faut savoir se résume en fait à ceci : en dehors de situations médicales exceptionnelles, la plupart des personnes qui veulent perdre du poids le font soit pour elles-mêmes, soit par rapport aux autres. Mais cette décision est souvent liée à une situation psychologique perturbée que l'on s'efforce de résoudre. Et très souvent aussi, décider de maigrir est le signe que quelque chose est réellement en train de se résoudre.

C'est pourquoi je dis régulièrement à mes patients que le premier symptôme de la guérison, c'est justement d'avoir franchi la porte de mon cabinet, car toute demande d'amaigrissement a une signification.

Dépression et surpoids

On a longtemps pensé que la dépression ou les troubles psychologiques étaient responsables de l'augmentation du poids, mais on s'est rendu compte qu'une augmentation du poids était susceptibles d'entraîner des dépressions, en particulier quand les personnes prenaient beaucoup de kilos et sortaient ainsi des « normes ».

Dès la fin du XXe siècle, le corps gros a été un objet de répulsion. Tout ce qui est relatif à l'obésité a une connotation négative : être gros signifie qu'on est négligent, qu'on se laisse aller, qu'on ne se contrôle pas. De même que la minceur est un critère de beauté (souvent associé à la jeunesse, d'ailleurs, donc à la vigueur), l'obésité est un critère de laideur… et à ce titre très discriminant.

Il s'agit bel et bien d'un jugement moral, puisque le gros est vu comme celui qui transgresse les lois de la société. Surpoids ou obésité signent donc une « infériorité ». Certes, c'est un cliché, mais qui s'impose à l'échelle individuelle. Donc, un état de surpoids ou d'obésité nous renvoie à une sorte de classe inférieure et contribue à une image de soi dévalorisée.

Ce phénomène se produit dès le plus jeune âge et les enfants stigmatisent assez rapidement les plus gros d'entre eux. Et c'est le début d'un cercle vicieux que nous rencontrons de plus en plus en consultation : l'enfant en surpoids se sent très vite dévalorisé et souhaite maigrir. Les parents souscrivent en général à ce projet, en croyant qu'il suffit de déléguer le problème à un médecin pour qu'il soit résolu. Or, la prise de poids, surtout chez l'enfant, est un processus complexe. Il ne se limite pas à un déséquilibre entre prise alimentaire et dépense énergétique. Il faut aussi prendre en compte la physiologie de la personne, son métabolisme, son modèle alimentaire (donc l'influence familiale), ses goûts et sa personnalité – même au stade du développement quand il s'agit d'enfants.

Dans la prise de poids, il y a à l'œuvre une forme de mélancolie de vie qui s'exprime par un ralentissement des activités et une absence de désir déclenchant très souvent un mécanisme de compensation. Une prise de poids (je ne parle pas ici d'un poids élevé depuis l'enfance) est en effet, dans la très grande majorité des cas, la résultante d'une consommation accrue de nourriture qui était « nécessaire » dans un moment précis de la vie de la personne.

Un équilibre perdu ?

Ce qu'il faut comprendre, c'est que la décision de maigrir fait écho à un mal-être. Le corps gros n'est pas « détestable » en soi – même s'il est un facteur de risques de maladies, qu'il faut donc tenter de combattre – et pourtant la personne en surpoids a une image d'elle très négative, qui la pousse à maigrir.

Or, quand on entame un régime, il y a un élément qu'il faut toujours avoir à l'esprit : la vie est un équilibre des plaisirs. Si votre existence est affectée par un événement, votre équilibre s'en trouve déstabilisé et vous allez tout faire pour que les choses reviennent à la normale. La nourriture est un élément qui peut accompagner ce retour à l'équilibre des choses. N'oublions pas que l'acte de manger ne se limite pas à la prise de l'aliment et la mise en bouche. C'est un ensemble de processus qui visent à remplir le corps. Et sur le plan psychologique, tout cela a une très grande importance.

Or, en cas de mal-être, nous usons de systèmes qui viennent combler notre manque : pour certains, c'est l'augmentation de la cigarette en période de stress ; pour d'autres, la consommation d'alcool pour s'anesthésier ; pour quelques-uns, la prise de médicaments pour lutter contre des angoisses. La prise alimentaire se révèle finalement la forme de traitement « légère » de nos petits états de mal-être. Soulignons que, à ce stade, je parle de mal-être, pas de dépression, qui est un terme trop générique.

J'ai soigné récemment une jeune femme qui avait repris une partie du poids perdu lors d'un précédent régime. Durant la consultation, elle m'explique qu'elle vient de rompre avec son amant, avec qui elle entretenait une relation depuis plusieurs années. Je lui ai demandé pourquoi elle avait mis un terme à cette relation et elle m'a expliqué qu'elle ne supportait plus de vivre dans le mensonge, qu'elle avait le sentiment de trahir son mari et son fils. Je lui ai alors demandé quand même à quel moment précisément elle avait quitté son amant. Et j'ai découvert que c'était au moment même où elle avait commencé à reprendre du poids. « Pourquoi aviez-vous un amant ? » lui ai-je demandé. Question très intime, bien sûr, mais naturelle vu le contexte. Ma patiente m'a expliqué qu'elle n'avait plus de relations sexuelles avec son mari depuis longtemps, qu'ils vivaient en profonde amitié, mais que cette situation l'avait conduite à grossir. Elle avait perdu du poids quand elle avait voulu séduire son amant. À l'évidence, elle est retombée dans la situation antérieure à sa relation, et la prise alimentaire lui sert à compenser le vide affectif qu'elle ressent et même l'absence de relations sexuelles dont elle s'est abstenue de son plein gré.

Le poids de la sexualité

J'ai souvent pu constater à quel point les problèmes touchant la sexualité avaient des répercussions sur le poids de certains patients. L'absence de relations sexuelles, une culpabilité liée à une relation adultère ou encore un traumatisme d'origine sexuelle chez des femmes ayant subi une agression peuvent être à l'origine d'une augmentation de la prise alimentaire. Elle s'explique de deux façons : soit la personne mange pour évacuer son angoisse, soit elle cherche inconsciemment à augmenter le volume de son corps afin de le rendre moins « érotique », pour éviter une nouvelle agression ou par culpabilité dans le cas d'une relation adultère.

Je reçois ainsi une fois par mois en moyenne une personne qui fait remonter sa prise de poids à l'âge de la puberté ou de l'adolescence. En creusant, il est assez courant de trouver l'origine de cette prise de poids dans une agression sexuelle. Ce terme ne recouvre pas uniquement le viol ou les attouchements, mais le regard d'un membre de la famille peut aussi être vécu comme une agression. Tel frère, telle sœur, tel cousin, tel père ou grand-père qui regarde avec insistance une zone considérée comme érotique du corps de la jeune femme devient pour elle un agresseur potentiel.

Une jeune fille m'a ainsi raconté que sa prise de poids avait débuté quand son père, artiste peintre, l'obligeait à poser presque nue devant lui. Ce père était de surcroît était assez violent, agressant verbalement sa femme ou frappant son fils, autant d'actes qui avaient effrayé cette jeune femme quand elle était enfant. Et elle avait pris du poids, ce dont elle souffrait beaucoup, car cela affectait aussi ses rapports sexuels. Elle ne pouvait éprouver de jouissance que s'il y avait un rapport de soumission dans lequel son partenaire faisait preuve de violence, avec des gestes assez brutaux, des gifles par exemple. Elle avait donc pris du poids pour tenter d'isoler son corps de ce qu'elle avait vécu comme un inceste, mais elle culpabilisait de se sentir obligée d'avoir des rapports violents pour éprouver du plaisir. En fait, cette femme, comme souvent dans une agression sexuelle, avait le sentiment d'avoir provoqué son père par une nudité que lui-même avait sollicitée et elle se sentait profondément coupable. Elle s'était probablement convaincue que tous les hommes étaient comme son père, que tous faisaient preuve d'une certaine brutalité qu'elle associait à l'acte sexuel du fait de son expérience d'adolescence et du souvenir de la violence paternelle.

➔ Érotisme de la nourriture

J'ai dans ma bibliothèque un *Dictionnaire érotique et littéraire des fruits te légumes*. Un titre qui m'intrigue, mais ne m'étonne guère, étant donné tout ce que je sais de la relation entre la psychologie et la prise de poids.
J'évoque ic le mal-être résultant des troubles de la conjugalité ou de la sexualité et qui a entraîné des prises de poids ou gêné une perte de poids. Or il faudrait, à mon sens, davantage tenir compte du lien entre le plaisir de manger et la sexualité. D'ailleurs, on parle du « plaisir de manger » quand on emploie le mot « jouissance » pour l'acte sexuel. Il ne faut pas oublier que la bouche est une zone érotique dans l'acte amoureux, mais également dans l'acte de manger. De même, la graisse a une fonction caressante, par son côté enveloppant, comme la caresse que l'on peut prodiguer à l'autre. Enfin, le remplissage de l'estomac correspond à une forme de « remplissage » qui rappelle l'acte sexuel – et peut s'y apparenter pour combler un manque.
Cela souligne l'importance et la variété des liens qui peuvent exister entre les prises alimentaires et la sexualité. C'est un point qu'il faut toujours aborder très délicatement, car il touche à l'intime et peu de personnes arrivent à se livrer sur ce sujet, même avec leur médecin.
Le parallèle entre la satisfaction sexuelle et le plaisir d'être rassasié mérite à mon sens d'être souligné et pourra peut-être aider certains lecteurs à mieux comprendre une situation qui les touche.

La culpabilité ou un traumatisme psychique expliquent un grand nombre de prises de poids. On rappellera que la graisse a pour caractéristique d'augmenter l'espace entre l'intérieur du corps et son enveloppe.

Pour souligner cet aspect, j'évoquerai ici une autre de mes patientes. Chaque année, en décembre, Élisabeth prend du poids. Elle n'est pas très grosse, mais elle revient me voir en général en janvier pour perdre ce poids qu'elle a pris en décembre. C'est une espèce de rite, qui lui permet de parler avec moi et d'entreprendre un nouveau régime qu'elle réussit régulièrement. Quand on l'interroge de façon plus précise, on apprend qu'elle a perdu son fils il y a une dizaine d'années la veille de Noël. En fait, cette perte a été un traumatisme violent, contre lequel elle a lutté car elle avait d'autres enfants. Elle avait quand même tenu cette année-là à célébrer Noël, par tradition religieuse, et elle a donc associé la nourriture au décès de son fils. Ainsi, elle célèbre tous les ans en quelque sorte la date anniversaire du décès de son fils par une prise alimentaire. La graisse est un cicatrisant, au sens physique comme psychologique. Un grand brûlé ne peut cicatriser que s'il a une certaine teneur en graisse. Et, pour le versant psychologique, la graisse est générée par une prise alimentaire qui à la fois provoque du plaisir et met dans une certaine forme d'hibernation du corps comme de l'esprit.

Le poids de la souffrance affective

Si beaucoup de situations de prise de poids et d'obésité peuvent être reliées à la sexualité, les relations affectives sont aussi très souvent impliquées dans ce processus.

J'ai ainsi reçu une femme – décidément, elles sont nombreuses à souffrir de ce type de situation – affectivement troublée. Elle aime son mari, mais le sent un peu distant. Elle ne comprend pas ses absences, et a remarqué qu'il s'isole régulièrement pour téléphoner. Je lui demande si elle le soupçonne d'avoir une relation extra-conjugale, mais elle me répond que non, ce n'est pas le genre d'homme à faire cela. Son métier est beaucoup trop accaparant et il n'a pas une nature à être infidèle. L'amaigrissement échoue, et je la revois trois mois plus tard, exactement dans la même situation. Je suis très surpris le jour où elle m'annonce qu'elle a perdu 5 kg en l'espace de trois semaines. Comme je lui demande ce qui peut expliquer cet amaigrissement, elle me répond que c'est arrivé après qu'elle a découvert que son mari la trompait. Depuis lors, entre nos discussions et sa rage de maigrir, sa perte de poids est un succès éblouissant. Elle s'est délestée de presque 15 kg en deux mois et demi.

D'abord, parce qu'elle est sortie de l'incertitude dans laquelle elle était, qui était une forme de stress. Elle avait perçu un malaise dans son couple, mais ne savait pas l'identifier. La situation étant devenue plus claire, elle n'a plus eu besoin de lutter contre le stress en recourant à une compensation alimentaire.

Ensuite, alors que son estime de soi était très abîmée, son amaigrissement lui a permis de la restaurer. Elle est en situation d'aimer à nouveau son corps et même de le faire aimer par d'autres. Un signal qu'elle envoie à son mari, qu'elle espère reconquérir, comme à tous les autres hommes, car elle n'envisage pas de rester célibataire.

Deux ans plus tard, j'ai revu cette femme. Elle avait repris quelques kilos mais n'était toujours pas en surpoids. Elle vit à nouveau avec son mari, mais ne parvient pas à perdre les quelques kilos repris car elle se sent toujours dans l'inquiétude que son mari la trompe de nouveau. Elle vit dans une forme de tension, certes un peu moins forte que la précédente, mais suffisante pour l'empêcher de s'engager dans un régime.

Le poids des peurs

Frédéric est un homme de 50 ans qui a bien réussi professionnellement. Mais l'entreprise pour laquelle il travaille vient d'être rachetée et il sait que ses jours sont comptés dans cette entreprise. Il mène grand train, ne s'est jamais privé de rien, possède une très belle maison, une résidence secondaire. Mais il n'a pas un sou devant lui, car il a toujours pensé qu'il était à l'abri des imprévus, du fait de sa situation et de sa qualification. Après son licenciement, il traverse une période difficile. Malgré ses indemnités, il a du mal à faire face à ses échéances et, surtout, il enchaîne les refus dans ses recherches d'emploi. Il se met à grossir, car il reste de plus en plus chez lui et lutte contre l'angoisse par le grignotage. La situation s'est aggravée depuis qu'il a commencé à boire pour anesthésier sa peur. Peur de perdre son statut social, ses biens, son niveau de vie.

On peut stocker dans son corps comme on stocke dans une banque. La peur de manquer génère une peur du futur et un état de panique. Sans revenu, il n'y a plus rien à manger. Beaucoup de gens le savent. Frédéric se projette dans un tel dénuement, c'est pourquoi il « fait des réserves » de façon compulsive. Il me rappelait un autre patient qui avait vécu la guerre et une très grande pauvreté ; il éprouvait le besoin de stocker un maximum de nourriture dans ses placards, quitte à ce qu'elle se périme, pour ne jamais avoir à revivre le traumatisme du manque.

*

Le corps est donc un refuge. On peut y enfouir beaucoup de choses et il peut nous servir de bouclier, nous cacher en quelque sorte, pour nous protéger. Comprendre la façon dont on se nourrit peut aider à identifier la nature du trouble qui nous anime.

La boulimie

Une vraie séquence boulimique se déroule en quatre temps.

La première étape est caractérisée par une sensation de fébrilité, laquelle correspond au moment de lutte contre le désir de manger qui devient progressivement irrépressible.

Vient ensuite le temps de la crise, la prise alimentaire, qui s'accompagne d'une certaine jouissance. Cet état est presque somnambulique, avec impossibilité de s'arrêter. N'importe quel aliment peut être ingurgité, y compris ceux pour lesquels nous n'avons pas d'appétence. La crise est en général solitaire et secrète.

Le troisième temps se caractérise par une forme d'anesthésie globale où s'installe une certaine torpeur, après la phase de jouissance. Un peu sur le mode orgasmique, d'ailleurs.

Le quatrième temps, enfin, est celui de la culpabilité, qui conduit certains à vomir.

Les crises boulimiques sont souvent déclenchées par des changements qui créent un désordre intellectuel chez la personne touchée. On les observe d'ailleurs, de temps en temps, au moment des règles ou dans certains états de fatigue. Plus fréquemment, ce sont des fragilités psychologiques qui en sont à l'origine. On observe que ces boulimies interviennent dans nombre de cas pour remplir un vide, soit pour combler un ennui profond, donc un grand désarroi, soit à la suite d'un changement de vie, de quelque nature qu'il soit. Mais certaines boulimies sont aussi déclenchées par les régimes. Elles surviennent alors chez des personnes qui se sont privées trop longtemps d'aliments et qui sont touchées par une période de décompensation effrénée. Il est impossible, dans ce cas, de gérer la faim, laquelle génère le début de la crise de boulimie.

Les compulsions alimentaires

On les confond fréquemment avec la boulimie. Mais contrairement à cette dernière, la compulsion alimentaire cible des produits pour lesquels nous avons de l'appétit et du goût. C'est plutôt l'anxiété qui est à l'origine des compulsions alimentaires. Une anxiété qui a pu être générée par n'importe quel événement. Ainsi, la simple vision d'une scène de guerre au journal télévisé peut nous rendre anxieux, de la même façon que l'hospitalisation dramatique d'un proche. Mais ce qu'il faut retenir, c'est que la compulsion traduit une anxiété, alors que la boulimie est le reflet d'un mal-être beaucoup plus profond. Ce qui amène à les traiter différemment.

La boulimie nécessite un travail de fond avec un spécialiste, psychanalyste, psychologue ou psychiatre, avec éventuellement le soutien de médicaments. J'ai moi-même l'habitude de prescrire des médicaments à certains patients pour les aider à passer le cap difficile, ce qui ne les exonère pas de régler le problème de fond avec un spécialiste.

L'anxiété se soigne souvent par une approche comportementaliste qui vise à détourner la pensée vers autre chose plutôt que vers la cause de l'anxiété. On proposera alors aux personnes de s'imposer de manger assis, de déguster chaque bouchée portée à la bouche, de s'arrêter 1 minute entre deux bouchées, de ne pas finir son assiette… Les techniques de relaxation comme l'hypnose sont aussi très efficaces, de même que la pratique d'activités comme le yoga. La personne peut aussi se voir prescrire des anxiolytiques pour dépasser la période anxiogène; cela m'arrive de le faire avec certains patients.

L'anarchie alimentaire

Dans le langage courant, nous appelons cela le grignotage. Ce sont des prises alimentaires de petites quantités qui surviennent à intervalles irréguliers. Elles portent en général sur les aliments qui ne sont pas cuisinés et qui se mangent avec les doigts. Une des explications à ce trouble pourra intéresser végétariens ou végétaliens dans le débat qui les oppose aux omnivores. Selon une hypothèse développée en 1990, les grignoteurs sembleraient hésiter entre deux styles alimentaires, manger un peu et souvent comme les frugivores, ou manger de plus grosses quantités de nourriture mais moins fréquemment, comme les carnivores. Je laisse à chaque lecteur l'appréciation de cette théorie.

En Occident, les modifications des habitudes alimentaires, générées par l'industrialisation de la nourriture, sont favorables au grignotage. Petits biscuits en sachet portion, un carré de chocolat, une barre chocolatée, un sachet de chips ou de bonbons…

La solitude est fréquemment à l'origine du grignotage. L'abandon de la convivialité du repas nous a en effet amenés, de façon générale, à des prises alimentaires plus solitaires qu'auparavant. Le grignotage n'est pas un problème en soi, sauf quand il est généré par l'anxiété. Le seul point noir, c'est qu'il est impossible d'équilibrer sa nourriture avec des grignotages, car notre modèle alimentaire acquis, celui que nous avons appris dès la petite enfance, ne s'est jamais exprimé comme cela. Dans les civilisations où le grignotage est courant, par exemple au Vietnam, l'équilibre alimentaire est inculqué dès la petite enfance, en même temps que ce modèle alimentaire. Et ces prises petites et nombreuses ne provoquent pas de problème de poids.

Le grignotage est souvent déclenché par des difficultés relationnelles ou sociales. C'est l'expression d'un stress léger, à distinguer de l'anxiété ou des situations d'angoisse forte qui s'accompagnent plutôt de boulimies ou de compulsions.

Les prises alimentaires trop importantes

Dans ce cas, les repas sont trop copieux et trop riches. Je ne parle pas des gourmets ni des gourmands qui s'offrent de temps en temps un repas festif, mais de personnes qui ne peuvent pas s'empêcher de manger beaucoup, tout en luttant contre cette tendance. Et dans ce cas, cela revêt un caractère pathologique et s'appelle du remplissage. Là encore, une composante psychologique entre en jeu, car ce type de comportement trahit le plus souvent une inquiétude gérée, mais source de cogitations que l'on ne souhaite pas exprimer. Ainsi, ce remplissage pathologique peut s'interpréter, par exemple, comme un désir de manger l'extérieur, en quelque sorte de dévorer les autres et le monde d'une façon générale. En tout cas, il trahit une forme d'insatisfaction. Et cette insatisfaction trouve son réconfort dans le remplissage, qui est en quelque sorte une satisfaction que l'on peut se procurer soi-même.

Comprendre la cause du surpoids

La plupart du temps, les surpoids survenus après l'adolescence, donc chez les jeunes adultes, sont la conséquence d'un déséquilibre psychologique. À l'inverse, chez les personnes souffrant de surpoids pour des raisons génétiques ou d'une obésité installée dès la petite enfance, ces kilos en trop vont générer un profond malaise lié à une dévalorisation de soi, qui incite finalement à manger encore plus. Si l'on admet que toute situation vécue comme désagréable peut nous conduire à manger et que le surpoids est une situation vécue comme désagréable, la personne en surpoids se trouve prise dans un cercle vicieux où son poids lui-même majore les éléments dépressifs qui vont la conduire à ne pas pouvoir régler ce problème.

Mais il existe aussi des cercles vertueux. Quand un patient qui me consulte pour perdre du poids réussit son amaigrissement, cela signifie qu'il a réussi à isoler les processus psychologiques qui l'ont fait grossir. En plus, le fait de parvenir à se débarrasser de son excédent de poids rend l'opération euphorisante, donc plus facile. Voilà pourquoi il faut, pour régler les problèmes de poids, réussir à régler les états psychologiques qui les ont provoqués. Dans le cas contraire, on aboutit le plus souvent à un échec.

Cette situation est même renforcée par les échecs à répétition. Plus vous allez échouer dans un régime, plus vous augmentez votre culpabilité, donc le risque de ne jamais maigrir, voire de grossir encore plus. Inversement, plus vous réussissez vos phases de régime, plus il vous est facile de recommencer et de réussir un programme restrictif, quand quelques kilos excédentaires s'affichent à nouveau sur la balance.

De même, puisque les états psychologiques sont une composante forte des prises de poids, il faut prendre garde, dans un régime, à ne pas laisser s'installer des trop fortes sensations de faim qui peuvent conduire à une situation de compulsion alimentaire ou de boulimie, lesquelles sont sources de culpabilité et vont forcément amplifier ce mécanisme. Car maigrir n'est pas seulement une affaire d'équilibre des aliments dans l'assiette. Pour y parvenir, il faut avoir engagé un dialogue avec soi-même, seul ou avec l'aide d'un tiers, médecin ou psychologue. C'est le seul moyen de pouvoir régler le problème du surpoids lié à une situation de mal-être.

Pour conclure ce chapitre, je dirais que l'on ne peut pas dissocier le régime de la compréhension de la prise de poids, de la psychologie de la personne et de ses conditions de vie. Or, beaucoup de gens entament des régimes (ou en prescrivent !) comme s'il s'agissait de ne régler qu'un problème alimentaire. Pour réussir un régime (ou un accompagnement), on a souvent besoin d'avoir recours à différentes techniques d'aide, notamment en cas d'échecs répetés, pour arriver au résultat.

- 22 -
POURQUOI C'EST DIFFICILE DE MAIGRIR

Indépendamment de l'approche psychologique, certaines situations peuvent être un frein pour réussir un régime. Il est important de les connaître, car cela peut éviter de culpabiliser en cas d'échec. Cela permet aussi, dans certains cas, d'interroger sa motivation réelle : car, il faut le dire, certains régimes échouent parce qu'ils ont été « imposés » de l'extérieur au lieu d'être ressentis comme une nécessité par la personne concernée.

L'hérédité

Nous ne disposons toujours pas d'examen biologique permettant d'établir avec certitude la part du génétique dans un surpoids. La seule chose qui nous permette d'évaluer le risque est de s'interroger sur les antécédents familiaux.

Lorsque, dans une même famille, on trouve plusieurs personnes proches (père et mère, plusieurs frères et sœurs) en situation de surpoids, il existe très vraisemblablement un facteur héréditaire. On a toujours l'impression que l'on peut maigrir comme on veut pour atteindre un poids désiré, mais ce n'est pas vrai. Les personnes qui présentent un facteur génétique de surpoids pourront sans doute perdre quelques kilos, mais ce sera plus difficile que pour d'autres et la perte sera moindre. C'est dans ces cas-là que les régimes ont tendance à échouer : à force de s'accrocher pour atteindre un poids idéal qui reste inaccessible, on finit par se lasser et par tout abandonner. Ce qui se traduit immanquablement par une reprise des kilos perdus, voire de quelques kilos supplémentaires le plus souvent.

À défaut de pouvoir agir sur ce facteur héréditaire, on peut travailler son modèle alimentaire, qui est lui aussi un héritage familial. En effet, il n'est pas rare de rencontrer plusieurs personnes obèses dans une même famille, ce qui indique un risque génétique, mais d'observer en même temps que le comportement alimentaire de cette famille est inadapté pour une perte de poids. Et nous pouvons agir sur ce facteur. C'est un travail de longue haleine qui nécessite un effort sur le long terme et il faudra y associer une activité physique pour modifier l'équation. Il s'agira de jouer sur le tableau de la consommation alimentaire en modifiant les habitudes acquises, mais également sur la part des dépenses d'énergie, qu'il faudra augmenter autant que faire se peut pour ne pas imposer une réduction drastique des prises alimentaires.

Les mauvaises raisons

C'est sans doute la deuxième cause d'échec des régimes. Dans ce cas, la motivation de maigrir n'existe pas réellement ou l'objectif n'est pas suffisamment incitatif. Par exemple, vous essayez un vêtement qui vous plaît et vous ne pouvez pas l'enfiler, donc vous décidez de suivre un régime. L'événement déclencheur n'est pas suffisamment important pour vous donner la motivation nécessaire à la réussite. Car un régime, c'est long et contraignant, cela demande de faire des efforts. Et seule une vraie motivation peut venir à bout de ces difficultés.

Entamer un régime par « vexation » est aussi très souvent une cause d'échec. Je m'explique : une personne corpulente se sent jugée par les regards de ses proches ou subit les réflexions moqueuses voire désobligeantes de ses amis, de son conjoint. Ou se sent mal à l'aise en maillot, à la plage ou à la piscine, à cause de ce corps un peu trop rond… Ou s'est vu adresser une réflexion par un professionnel de santé qui lui conseille de perdre un peu de poids, sans savoir si elle peut le faire ni connaître les raisons de son surpoids… Bref, c'est ce qu'on appelle la pression extérieure. Et elle est partout, quand vous vous promenez dans la rue, sur vos écrans, mais aussi à la cantine quand vous comparez avec vos collègues le contenu de vos assiettes, dans les parcs où vous voyez des gens se dépenser sans effort apparent et arborer des silhouettes de rêve, des fesses bien fermes, des corps toniques… Et cette pression porte à se sentir coupable. Coupable de ses rondeurs, de son manque de courage, de n'être pas assez performant, ou encore d'être responsable d'une éventuelle maladie à venir. Et la culpabilité n'a jamais fait une bonne motivation. Si le désir de maigrir est imposé de l'extérieur, l'échec est souvent au bout du chemin.

Les « mauvaises » raisons de santé

J'observe fréquemment, dans mes consultations, que beaucoup de personnes qui viennent me voir pour se faire prescrire un régime ont du mal à donner une raison pour expliquer leur décision et invoquent le plus souvent leur santé. Aucun médecin ne peut refuser d'aider quelqu'un qui veut maigrir pour raison de santé ! Mais l'argument est souvent insuffisant et il faudrait pouvoir vérifier si c'est vraiment le cas.

Il y a certes des situations dans lesquelles l'amaigrissement est extrêmement favorable voire indispensable : maladies cardio-vasculaires, hypertension artérielle, excès de graisse ou de sucre dans le sang, certains troubles rhumatologiques, grossesses à risque, douleurs du dos, intervention chirurgicale programmée, troubles digestifs, apnée du sommeil, etc.

Dans ces situations, un amaigrissement améliorera la situation. Mais même dans ces cas précis, le succès n'est pas toujours au rendez-vous. Car une raison de santé n'est pas quelque chose de palpable. Sauf en cas de risque imminent ou de réelle altération de la santé par le surpoids, cela reste quelque chose d'abstrait et une notion intellectuelle et les difficultés d'amaigrissement sont donc importantes.

Le besoin de stimulation

On a presque envie de baisser les bras. Pourtant, les choses se passent souvent autrement. Ce qu'il faut savoir, c'est que moins votre motivation est forte ou moins les raisons de maigrir sont justifiées, plus vous risquez d'échouer dans votre régime. À moins de réussir à augmenter votre stimulation. Parce que si la raison de maigrir n'est pas suffisamment puissante, chaque jour la pulsion de manger sera beaucoup plus importante que la pulsion de maigrir.

Comment peut-on augmenter cette stimulation ? On peut se faire aider par un professionnel, mais ces assistances sont relativement limitées dans le temps alors qu'il faudrait être stimulé jour après jour, avec un coach quasiment à côté de soi en permanence. C'est la raison pour laquelle j'ai créé il y a une dizaine d'années mon site de coaching en ligne, Savoir maigrir[8].

Vous pouvez aussi recourir à ce que j'ai appelé l'« automotivation » dans un livre récent. Il s'agit de trouver des éléments visuels ou auditifs suffisamment efficaces pour nous rappeler le désir que nous avons de maigrir. Par exemple, afficher une photo sur le miroir de sa salle de bains, s'obliger à lire tous les matins une recette ou un menu diététique, prendre le temps de joliment préparer

8. www.savoirmaigrir.fr

sa table pour le petit-déjeuner ou le dîner, programmer des alarmes sur son téléphone portable… Bref, à chacun son système. Pour ma part, ce qui marche le mieux, ce sont les alarmes sur mon portable. Je sais à quelle heure je dois prendre mes repas et la sonnerie est là pour me rappeler que j'ai décidé de suivre un régime.

Pourquoi est-il difficile de suivre un régime ?

Tout simplement parce que, à tout moment de la journée, vous êtes sollicité. Les distributeurs de confiserie sur votre lieu de travail ou dans le métro, les restaurants et leurs menus alléchants, les vendeurs de fast-food, les publicités à la télévision le soir, le réfrigérateur et les placards pleins à craquer… Nous ne manquons pas d'occasions de manger et d'être stimulés à manger. Or, notre cerveau a la possibilité d'oublier très rapidement un désir léger. D'où la nécessité de le réveiller de temps en temps pour qu'il nous rappelle de respecter la règle que nous nous sommes fixée. Et quand c'est une mauvaise raison, ou une raison insuffisante, qui anime notre désir d'amaigrissement, il faut déployer un trésor d'énergie pour y arriver.

La seule chose qui puisse nous aider, c'est ce que j'appelle l'effet d'entraînement. Beaucoup de patients me disent qu'ils ont envie d'aller vite au début pour se sentir motivés. Et de fait, une balance qui affiche très vite des résultats agit comme l'alarme sur le portable : elle incite à continuer de dépasser les contingences désagréables pour atteindre l'objectif que l'on s'est fixé. C'est d'ailleurs la raison pour laquelle j'ai imaginé ce régime, qui donne des résultats rapides.

Beaucoup de gens testent tout un tas de régimes. En fait, ils recherchent, sans toujours en avoir conscience, celui qui leur facilitera la vie, qui ne leur donnera pas l'impression d'être au régime ! Ce qui explique le succès des plats diététiques tout prêts dans les supermarchés, des repas light livrés à domicile, des régimes « miracles », sans oublier les pilules ou les infusions magiques ! Beaucoup de gens adhèrent à ces suggestions qui leur font croire que leur problème de surpoids peut être résolu comme par miracle. Mais le fond du problème, c'est que leur motivation n'est sans doute pas assez forte pour les inciter à faire un effort durable – et pas facile tous les jours ! Je le dis honnêtement, réussir un régime n'est pas impossible, mais c'est compliqué. Or seul un régime permet de venir à bout d'un surpoids. Mais le jeu en vaut la chandelle.

CONCLUSION

Le régime pour la vie, cela n'existe pas. Beaucoup de gens prétendent le contraire et cela a même fait beaucoup de tort au principe du régime. Un régime, c'est avant tout une volonté qui s'exprime, une motivation qui se met en route, un effort qui se prolonge. Les régimes trop difficiles finissent par nous dégoûter de continuer ou, si l'on réussit à aller au terme du projet, nous font redouter de recommencer quand quelques kilos supplémentaires s'affichent au compteur. Inversement, un régime sans efforts, cela n'existe pas.

Il faut considérer que le régime est un temps de notre vie, qui dure d'ailleurs moins longtemps que la période au cours de laquelle nos kilos se sont accumulés. À ce titre, il ne faut pas avoir peur de suivre des séquences de régime courtes et de faire des pauses pour reprendre un peu plus tard. L'objectif n'est pas uniquement la perte de poids : il faut pouvoir éprouver une satisfaction à ressentir une amélioration de son état tant psychique que physique. Un régime est d'ailleurs souvent l'occasion d'un recadrage dans sa vie.

Je ne pense pas que ce régime soit le dernier que je crée. Il me semble qu'on peut varier les régimes à l'infini et qu'on peut même, de temps en temps, tester de nouvelles pistes, en fonction de l'air du temps et des découvertes de la science.

Je spécule beaucoup sur les nouvelles technologies. Comme j'en ai parlé dans ce livre, je pense que nous pourrons avoir bientôt un « assistant personnel » pour guider notre alimentation en conjuguant les critères médicaux et diététiques avec nos critères personnels.

Comme dans tous les livres que j'écris, je finis toujours sur la notion de plaisir. Car j'estime que la vie est suffisamment importante pour que nous essayons de l'aborder avec un esprit optimiste tout en nous accordant du plaisir. Le plaisir de la table et le plaisir de la convivialité resteront toujours au cœur de nos préoccupations. Je voudrais aussi qu'ils soient au cœur des préoccupations de tous ceux qui s'engagent dans ce nouveau régime.

Vous pouvez visionner la vidéo 11, « Pour finir ».

TABLE DES MATIÈRES

Le régime, clé de la perte de poids

I. Juste avant de commencer

II. On y va !

III. Petit manuel d'éducation nutritionnelle

IV. Des mythes et des modes

TABLE DES RECETTES

Les recettes phares du régime

Les recettes de base